Dr. med. habil. Hans Robbers
Dr. med. Kurt J. Traumann

Diätbuch für Zuckerkranke

160 Tagesdiätpläne mit Joule-/Kalorienangabe

7. überarbeitete Auflage
Geleitwort von Professor Dr. G. Schettler

Georg Thieme Verlag Stuttgart · New York 1985

Dr. med. habil. Hans Robbers
vorm. Chefarzt der Inneren
Abteilung d. F.-C.-Landes-
krankenhauses Sigmaringen,
7480 Sigmaringen

Dr. med. Kurt J. Traumann
Chefarzt der Medizinischen
Abteilung des Herz-Jesu-Kranken-
hauses
5500 Trier

Umschlagbild von
Friedrich Hartmann

CIP-Kurztitelaufnahme der Deutschen Bibliothek

Robbers, Hans:
Diätbuch für Zuckerkranke:
160 Tagesdiätpl. mit
Joule-/Kalorienangabe /
Hans Robbers; Kurt J. Traumann.
Geleitw. von G. Schettler. –
7., überarb. Aufl. –
Stuttgart; New York:
Thieme, 1985.
(Thieme ärztlicher Rat)

Wichtiger Hinweis: Medizin als Wissenschaft ist ständig im Fluß. Forschung und klinische Erfahrung erweitern unsere Kenntnisse, insbesondere was Behandlung und medikamentöse Therapie anbelangt. Soweit in diesem Werk eine Dosierung oder eine Applikation erwähnt wird, darf der Leser zwar darauf vertrauen, daß Autoren, Herausgeber und Verlag größte Mühe darauf verwandt haben, daß diese Angabe genau dem **Wissensstand bei Fertigstellung des Werkes** entspricht. Dennoch ist jeder Benutzer aufgefordert, die Beipackzettel der verwendeten Präparate zu prüfen, um in eigener Verantwortung festzustellen, ob die dort gegebene Empfehlung für Dosierungen oder die Beachtung von Kontraindikationen gegenüber der Angabe in diesem Buch abweicht. Das gilt besonders bei selten verwendeten oder neu auf den Markt gebrachten Präparaten und bei denjenigen, die vom Bundesgesundheitsamt (BGA) in ihrer Anwendbarkeit eingeschränkt worden sind.

Printed in Germany
Satz: Gulde-Druck GmbH, Tübingen, gesetzt auf Linotype System 3 (202)
Druck: Gutmann + Co, Heilbronn
ISBN 3-13-390107-9 1 2 3 4 5 6

Geleitwort

In der Behandlung der Zuckerkranken ist eine sinnvolle Diät einer der wichtigsten Faktoren. Ist die Einstellung des Diabetikers mit Insulin oder oralen Antidiabetika heute in einer Weise möglich, welche die Lebenserwartung des Diabetikers entscheidend verbesserte, so ist dadurch heute mit Spätfolgen der Zuckerkrankheit zu rechnen, die früher weitgehend unbekannt waren. Das sogenannte spätdiabetische Syndrom mit Läsionen an den Gefäßen der Nieren und des Herzens, des Gehirns, des Augenhintergrundes und der Peripherie, mit der diabetischen Kapillaropathie und Neuropathie, entwickelt sich, wie schon JOSLIN feststellte, um so eher und um so stärker, je schlechter die Einstellung des Diabetikers ist. Und zur guten Einstellung des Diabetikers gehört eben auch die individuell festzusetzende Diät. ROBBERS und TRAUMANN haben es unternommen, unter Berücksichtigung des Körpergewichts und der körperlichen Tätigkeit Kostformen zusammenzustellen, welche die Behandlung des Zuckerkranken wesentlich erleichtern. Frei von den immer wieder propagierten extremen Anschauungen haben die Autoren Diätformen zusammengestellt, welche in ihrem Nährstoff- und Vitaminanteil sorgfältig ausgewogen sind und es dem Patienten ermöglichen, seine Diät ohne große und schwierige Berechnungen selbst einzustellen. Die geschmacklich guten und jedem Diabetiker zumutbaren Kostformen gehen vom verschiedenen Kalorienbedarf des einzelnen Diabetikers aus. Die Autoren haben die Empfehlung der Deutschen Gesellschaft für Ernährung und der führenden Diabetes-Kliniker berücksichtigt und ein wissenschaftlich begründetes Diätbüchlein verfaßt, das in der Behandlung der Zuckerkrankheit, in der Vorsorge sowie in der Nachsorge diabetischer Gefäßkomplikationen sowie anderer diabetischer Störungen, wie zum Beispiel der Fettleber, bald unentbehrlich sein wird. Damit hat der Verlag eine Serie fortgesetzt, welche in der praktischen Medizin allgemein und in der Diätetik im besonderen außerordentlich wichtig ist. Irrtümlicherweise wurde verschiedentlich behauptet, die Diät spiele in der Prophylaxe und Therapie der Gefäßkrankheiten gar keine Rolle. Ich habe mit S. HEYDEN kürzlich die Gründe dargelegt, welche auch heute, und heute besonders, in zwingender Weise den Nutzen einer sinnvollen Ernährung darlegen.

Das vorliegende Büchlein basiert auf den Erkenntnissen der führenden Diabetes-Ärzte, die sich überall durchgesetzt haben. Deshalb müssen wir den Autoren dankbar sein, daß sie dieses notwendige Diätbüchlein verfaßt haben.

Heidelberg, im April 1965

Prof. Dr. G. SCHETTLER
Direktor der Medizinischen Klinik
der Universität Heidelberg

Vorwort zur 7. Auflage

Ein Diätbuch ist für jeden Diabetiker eine echte Hilfe, weil ihm sein Leiden und die alles entscheidende Diät erklärt wird. Diesen Wunsch noch mehr zu erfüllen ist unser Anliegen in der 7. Auflage.
Eingehende Untersuchungen der letzten Jahre haben ergeben, daß die Aussichten für den Diabetiker, »ein bedingt gesundes« Leben zu führen, um so größer sind, je sorgfältiger der Diabetes eingestellt ist. Wir haben die Ursachen, die Vererbung, die Erscheinungs- und Behandlungsarten des Diabetes ausführlich dargestellt. Ohne Mitarbeit des Patienten, vor allem bei der Einhaltung der Diät, ist die Behandlung durch den Arzt zum Scheitern verurteilt. In diesem Buch werden deshalb auch besonders diejenigen Methoden beschrieben, mit denen der Diabetiker »seinen Zucker« selbst kontrollieren kann. Die Grundlage einer jeglichen Diabetesbehandlung ist jedoch die disziplinierte Einhaltung der für ihn errechneten Diät. Um dies wirkungsvoll durchführen zu können, muß jeder Diabetiker die Zusammensetzung der erlaubten Nahrungsmittel und damit die Grundlagen der Diät genau verstehen.
Als Hilfe dafür haben wir viele Tagesspeisepläne zusammengestellt, durch die er seine tägliche Kost abwechslungsreich gestalten kann.
Unserer besonderer Dank gilt Herrn Dr. med. h.c. Günther Hauff vom Georg Thieme Verlag für die großzügige Unterstützung unserer Arbeit.

Sigmaringen und Trier, im Frühjahr 1985

Hans Robbers
Kurt Johannes Traumann

Vorwort zur 1. Auflage

Dieser Leitfaden für die diätetische Behandlung der Zuckerkrankheit wurde aus der Praxis für die Praxis geschrieben. Er soll kein Lehrbuch ersetzen. Er soll es vielmehr dem praktischen Arzt ermöglichen, den täglich in seiner Praxis vorkommenden Altersdiabetes nach klinischen Gesichtspunkten fachgerecht einzustellen. Beiden Autoren waren durch langjährige Erfahrung in der Diabetesberatung und durch Diabetesunterricht seit langem die großen Mängel in der Einhaltung der Diabetesdiät bewußt, die bisher nicht behoben werden konnten. Es fehlten für den praktischen Arzt und für den Diabetiker ganztägige Speisepläne, nach denen sich die Zuckerkranken richten können.
Eine richtige diätetische Einstellung der Zuckerkrankheit ist nur möglich, wenn der tägliche Kalorienbedarf bekannt ist. Da 75% der Zuckerkranken übergewichtig sind, ist häufig eine langsame Gewichtsabnahme notwendig. Diese können Arzt und Diabetiker nur erreichen, wenn der Nährwert der einzelnen Nahrungsmittel bekannt und in den Speiseplänen berechnet ist.
Das Grundprinzip dieses Diätbuches beruht deshalb darauf, daß zuerst der tägliche Kalorienbedarf errechnet wird. Aus der Kalorienzahl ergibt sich die Aufteilung auf die Grundnahrungsstoffe Eiweiß, Fett und Kohlenhydrate. Die Autoren haben 13 Kalorienstufen zwischen 800 und 2800 Kalorien aufgestellt. Zu jeder Kalorienstufe gehören 20 ganztägige Speisepläne. Die Mittag- und Abendessen können sogar jeweils untereinander ausgetauscht werden. Durch die vielen Kalorienstufen ist fast für jeden Diabetiker ein richtiger Kostplan vorhanden. Geringfügige Änderungen durch den Arzt sind mit einer besonderen Spalte berücksichtigt. Jeder Diabetiker weiß, was er essen darf. Die Vielfalt der Gerichte ermöglicht ihm eine große Auswahl. Die Berechnung der Speisepläne nach dem Gehalt der Grundnährstoffe und des Nährwertes erfolgte nach den amtlichen Lebensmitteltabellen nach Souci, Fachmann und Kraut.
Mit diesem Leitfaden soll dem Diabetiker geholfen werden, seiner Krankheit entsprechend zu leben. Damit steigen seine Aussichten, von Spätschäden der Zuckerkrankheit verschont zu bleiben und ein höheres Lebensalter zu erreichen.
Zu besonderem Dank sind die Verfasser dem Vorstand des Chemischen Landesuntersuchungsamtes Sigmaringen/Hohenzollern, Herrn Chemiedirektor Benk, verpflichtet.

Sigmaringen, im Juli 1965

Hans Robbers
Kurt Johannes Traumann

Inhaltsverzeichnis

Grundsätzliches zur Diabetesdiät

Die Diät ist die Grundlage jeder Diabetesbehandlung.
Der Zuckerkranke muß die Ursache seines Leidens kennen, um die Diät zu verstehen.
Die Bauchspeicheldrüse, die hinter dem Magen und Zwölffingerdarm liegt, bildet bei der Zuckerkrankheit kein oder zu wenig Insulin. Das Insulin ist ein Hormon, das nicht nur den Blutzucker senkt, sondern auch Eiweiß und Fett in den Körper einbaut.

Man unterscheidet:

1. den Jugendlichen-Diabetes, Typ I,
2. den Erwachsenen-Diabetes, Typ II.

Wir besprechen zuerst den Typ II, weil ihm 75–80% der meist übergewichtigen Diabetiker angehören.

Erwachsenen- oder Altersdiabetes (Typ II)

Beim Erwachsenendiabetes kann die Bauchspeicheldrüse zwar noch lange Zeit, aber nicht in genügender Menge Insulin produzieren. Der Übergewichtige braucht auch für seinen Fettstoffwechsel mehr Insulin, die Bauchspeicheldrüse läuft gewissermaßen auf Hochtouren. Nach langem Bestehen des Übergewichts sinkt, ähnlich wie bei einem überlasteten Motor die Leistung, die Insulinproduktion ab, der Blutzucker steigt und der Diabetes entsteht. Im Gegensatz zum Motor erholt sich die Bauchspeicheldrüse wieder, wenn der Übergewichtige durch Verlust von Fettgewebe abnimmt und dadurch weniger Insulin benötigt.
Das beste Beispiel waren die Erfahrungen der beiden Weltkriege. Unter der Lebensmittelrationierung nahm das Körpergewicht in der Bevölkerung ab, zu gleicher Zeit verschwand die Zuckerkrankheit des älteren, übergewichtigen Menschen. In den Krankenhäusern lagen fast nur magere, jüngere Diabetiker, die auf das 1921 entdeckte Insulin eingestellt werden mußten.
Wie das Übergewicht den Diabetes begünstigt, bessert die Gewichtsabnahme die Erkrankung, erkenntlich am Absinken des Blutzuckers, der Blutfette und fettähnlichen Substanzen (Cholesterin usw.).
Beim Übergewichtigen-Erwachsenendiabetes führt also eine Abmagerung zum Abfallen des Blutzuckers und zur Normalisierung des Stoffwechsels:
Der Diabetes muß »ausgehungert« werden und zwar soweit, bis durch drasti-

sche Senkung der Nahrungszufuhr das Sollgewicht erreicht ist. Steigt nach fehlerhafter Diät das Gewicht wieder an, erhöhen sich in einigen Wochen der Blutzucker sowie die Blutfette und es dauert nicht mehr lange, bis die Zuckerkrankheit voll entflammt ist. Je häufiger das Auf und Ab des Gewichts, um so mehr wird die Bauchspeicheldrüse belastet, so daß sie eines Tages versagt und das Spritzen von Insulin notwendig wird. Da die Krankheit Jahre dauert, besteht durch das Übergewicht und zusätzlich durch die erhöhten Blutzucker- und Fettwerte außerdem die Gefahr des Bluthochdrucks (in ca. 50%) und der frühzeitigen Arteriosklerose. Es drohen Verkalkungen der Herzkranz-, Gehirn- sowie der Unter- und Oberschenkelarterien, die zu Herzinfarkten, Schlaganfällen und auch zum Brand (Gangrän) an den Zehen führen können. Beim Diabetiker sind Gangrän und Herzinfarkt dreimal so häufig wie beim Stoffwechselgesunden, wobei der Herzinfarkt die Haupttodesursache der Zuckerkranken darstellt. Je magerer der Diabetiker ist, um so geringer ist die Anfälligkeit für eine Arteriosklerose.
Eine weitere häufige Folge sind Erkrankungen der kleinsten Gefäße im Körper, vor allem in den Augen und den Nieren. Das Auge ist dabei das einzige Organ, in dem man mit Hilfe des Augenspiegels unmittelbar die Blutgefäße auf der Netzhaut sehen und beurteilen kann. Die Lebensaussichten des Diabetikers lassen sich sogar am Zustand des Augenhintergrundes (Netzhaut) abschätzen. Deshalb sollte sich jeder Diabetiker einmal im Jahr einer augenärztlichen Untersuchung unterziehen. Je ausgeglichener die Stoffwechsellage ist, um so besser ist der Befund beim Augenarzt.
Ähnlich verhält es sich mit den Nieren. Hier finden sich beim Diabetes Einlagerungen im Filtersystem (Glomerulus) und entzündliche Erscheinungen des Nierengewebes und des Nierenbeckens. Auch diese Nierenbefunde sind weitgehend abhängig von der Güte der Einstellung, weshalb bei annähernd normalem Blutzucker die Infektanfälligkeit der Harnwege geringer ist. Bei sorgfältiger Diät, fortlaufender Gewichtskontrolle, genauer Medikamenteneinnahme oder bei zuverlässiger Injektion des Insulins, genügender Bewegung und regelmäßiger Kontrolle des Stoffwechsels durch Harn- und Blutzuckeruntersuchungen sind die gesundheitlichen Aussichten des Diabetikers nicht schlecht. Nicht immer, aber meistens haben sie es selbst in der Hand. Für alle Zuckerkranken heißt es einzusehen, daß sie auf manches verzichten müssen, um ihr Lebensschicksal zu meistern.

Vererbung

Am besten wäre es, man könnte einen Diabetes vermeiden. Beim Altersdiabetes sind 2 Faktoren von wesentlicher Bedeutung, der erbliche und der Umweltfaktor.
Ein hoher Prozentsatz (15–20%) der Menschen hat die Anlage zum Diabetes in sich. In Deutschland sind ca. 3% der Bevölkerung zuckerkrank. Hat in der Familie ein Mitglied »Alterszucker« (Typ II), ist das Risiko erhöht. Bei Geschwistern von Erwachsenen-Diabetikern findet sich in über 20% dasselbe

Leiden. Wichtig ist, daß die Kinder von Erwachsenen-Diabetikern nur zu 0,3% einen Jugendlichen-Diabetes (Typ I), dagegen 100mal häufiger einen Erwachsenen-Diabetes (Typ II) bekommen (KÖBBERLING 1976). Dieser tritt oft aber nur bei gleichzeitigem Übergewicht auf. Ein wichtiger Anlaß für den Betreffenden, auf sein Gewicht zu achten.

Jugendlichen-Diabetes (Typ I)

Der Jugendlichen-Diabetes zeichnet sich durch einen schnell auftretenden, absoluten Insulinmangel aus, der plötzlich einsetzt und meist bei mageren Patienten auftritt. Man trifft ihn bei Kindern und Jugendlichen, seltener auch bei älteren Patienten an, die aber immer insulinpflichtig werden. Bei ihnen erkranken vor allem die kleinen Gefäße (Augen, Nieren). 10–20% aller Diabetiker gehören diesem Typ an.

Das Wichtigste ist, im Gegensatz zum Übergewichtigen-Altersdiabetes, nicht die Abmagerungskost – höchstens vorübergehend bei Übergewicht –, sondern die genaue Abstimmung der Kohlenhydrat-(KH-)zufuhr mit der Injektion des Insulins (s. S. 23).

Vererbung

Fast nie kann man dem Auftreten eines Jugendlichen-Diabetes vorbeugen, er ist Schicksal. Je häufiger die Erkrankung in der Verwandtschaft und je enger der Verwandtschaftsgrad, desto größer die Wahrscheinlichkeit für jemanden, ebenfalls an Diabetes zu erkranken. Bei jugendlichen Diabetikerinnen besteht immer die bange Frage, wie groß das Risiko für sie ist, ein diabetisches Kind zu bekommen. Bei einem gesunden Partner liegt die Wahrscheinlichkeit bei (nur) 4–5%. Heiratet sie aber einen Diabetiker, sind also beide Diabetiker, liegt die Wahrscheinlichkeit bei 10–25%.

Erkennung des Diabetes

Der Altersdiabetes ist entgegen der jugendlichen Form eine zumeist schleichend einsetzende Erkrankung. Das Vollbild ist allgemein bekannt. Es ist gekennzeichnet von Durst, Juckreiz, vor allem an den Geschlechtsorganen, Mattigkeit, Gewichtsabnahme usw. Häufig wird er erst erkannt, wenn der Kranke wegen eines anderen Leidens seinen Arzt aufsucht. Vor allem bei Herzkranzgefäßerkrankungen sowie Durchblutungsstörungen an den unteren Gliedmaßen ist häufig der Diabetes die tiefere Ursache dieser Leiden. Daß man trotz dieser Erkrankung häufig keinen Zucker im Urin findet, liegt daran, daß das Nierenfilter bereits so verändert ist, daß trotz erhöhten Blutzuckers dieser nicht über den Urin ausgeschieden werden kann. An diese äußerst wichtige Tatsache wird nicht immer gedacht. Es ist daher notwendig und besonders bei allen Übergewichtigen über 40 Jahre unerläßlich, außer der Harnprobe den Blutzucker zu bestimmen.

Der normale Nüchternblutzucker beträgt
90 mg% – 120 mg%.

1½ Stunden nach einer größeren Mahlzeit darf er 140 mg% nicht übersteigen (»Suchblutzucker«). Liegt er wiederholt darüber, besteht der Verdacht auf einen Diabetes. Zur weiteren Abklärung ob ein Diabetes vorliegt, bedient man sich der Zuckerbelastung, wobei entweder reiner Traubenzucker oder wegen der besseren Verträglichkeit ein Gemisch von verschiedenen Zuckern (Dextro-OGT) verwendet wird.
Nach Nüchternblutzucker-Abnahme gibt man 100 g Zuckergemisch (Probetrunk Dextro-OGT) und bestimmt den Blutzucker nach 60 Minuten und 120 Minuten (evtl. nach 180 Minuten). Liegt der Nüchternwert unter 120 mg/dl (Tab. 1) und der 2-Stunden-Wert unter 140 mg/dl, besteht keine diabetische Stoffwechsellage. Ist der Nüchternwert über 120 mg/dl und der Blutzucker nach 2 Stunden noch über 200 mg/dl, ist mit großer Sicherheit ein Diabetes anzunehmen.

Tabelle 1 Empfohlene Blutzuckergrenzwerte im gesunden und kranken Organismus nach oraler Gabe von 100 g Glukose und Entnahme des Blutes aus der Fingerkuppe

Stoffwechsel	Blutzucker nüchtern mg/dl	Blutzucker nach 2 Stunden mg/dl
gesund	80–120	140
diabetisch	über 120	über 200
pathologische Glukosetoleranz »Diabetesverdacht«	80–120	140–200

Die Tabelle 1 zeigt die Blutzuckerwerte vor und nach 100 g Glukose bei Gesunden, Diabetikern und Verdächtigen, die einer ½- bis 1jährigen Kontrolle bedürfen und bei Übergewicht unbedingt abnehmen müssen.

Bei Übergewichtigen findet man häufig Belastungswerte, die keine eindeutige Zuordnung ermöglichen. Sie bereiten dem Arzt Schwierigkeiten, weil es beim Diabetes fließende Übergänge vom Stoffwechselgesunden zum Diabetiker gibt. Die Blutzuckerwerte sind in solchen Fällen vor dem Probetrunk wie beim Gesunden normal (80 mg/dl–120 mg/dl), steigen danach aber bis auf 200 mg pro dl an und bleiben nach 2 Stunden über 140 mg/dl. Man spricht von einer pathologischen Glukosetoleranz, einem Verdacht auf Diabetes. Diese Werte wurden von der Weltgesundheitsorganisation (WHO Report Nr. 646, 1980) festgelegt.
Auch die noch nicht sicher Kranken sind – wenn übergewichtig – behandlungs- und überwachungsbedürftig. (Näheres s. S. 16.)

Bei allen Diabetikern und Verdachtsfällen müssen außer dem Blutzucker die Blutfette, die Triglyzeride (= Neutralfette) und das Cholesterin bestimmt werden.

Die Normalwerte sind:
Triglyzeride (= Neutralfette): 180 mg/dl – 200 mg/dl,
Gesamt-Cholesterin 200 mg/dl – 250 mg/dl.

Bei Beginn einer Diabetesbehandlung sind die Neutralfette und das Cholesterin häufig erhöht. Bei richtiger Behandlung, Senkung des Blutzuckers und bei Übergewichtigen durch Gewichtsabnahme normalisieren sie sich. Ist dieses nicht der Fall, sind Sondermaßnahmen geboten.

Blutzucker- und Harnzuckerwerte bei gut eingestellten Diabetikern

Bei rein diätetisch und zusätzlich mit Tabletten Behandelten sollte der Blutzucker folgende Werte haben:

nüchtern: 90 mg/dl – 130 mg/dl,
1½ Stunden nach einer Mahlzeit: nicht höher als 160 mg/dl.
Der Harn sollte keinen Zucker enthalten.

Bei mit Diät und Insulin Behandelten:
Bei einem Insulinbedarf von 20 E – 24 E pro Tag darf der Blutzucker 180 mg/dl nicht überschreiten.
Oft sind Zuckerkranke mit höheren Insulindosen nur schwer einstellbar, so daß die Blutzuckerwerte Schwankungen bis 200 mg/dl oder darüber aufweisen.
Dabei sollte die Harnzuckerausscheidung
nicht über 15 g – 20 g pro Tag
betragen.
Bei jugendlichen Diabetikern muß bei starken Blutzuckerschwankungen und einem Mangel an Insulin mit Auftreten von Azeton im Harn gerechnet werden. Azeton läßt sich mit Acetest- oder Ketostix-Streifen im Urin schnell nachweisen (s. S. 7). Bei positivem Befund ist der Arzt aufzusuchen.
Bei ambulanter Behandlung sollte einmal im Jahr eine Kontrolle

1. des Blutdruckes (rechts und links gemessen),
2. der Blutgefäße (Pulse der unteren Gliedmaßen),
3. des Elektrokardiogramms,
4. der Laboruntersuchungen einschließlich des Harns auf Eiweiß, weiße Blutkörperchen und Bakterien,
5. der Nierenfunktion, Bestimmung des Kreatinins,
6. des Augenhintergrundes,

7. des neurologischen Befundes (Reflexe),
8. des Gebisses

stattfinden.

Glykohämoglobin Hb A_1

Als wichtigstes Einstellungskriterium gilt die Bestimmung des Hb A_1 oder Hb A1c. Diese Werte sind das gute oder schlechte Gewissen des Diabetikers. An dem roten Blutfarbstoff Hämoglobin ist ein zuckerähnlicher Stoff angelagert. Dieses Hb A_1 ist bei Gesunden normal und bei Diabetikern vermehrt. Je höher der Blutzucker ist, um so mehr Hb A_1 wird gebildet und verbleibt in den roten Blutkörperchen. Da diese etwa 120 Tage leben, kann man aus der Höhe des Hb A_1 *nachträglich* schließen, wie gut oder wie schlecht die Einstellung in den letzten 6–8 Wochen war (»Langzeitblutzucker«). Der Wert gibt nicht die augenblickliche Höhe des Blutzuckers wieder, sondern einen Querschnitt der Werte aus den letzten beiden Monaten. Weitere Untersuchungen sind noch nicht abgeschlossen.

Die Werte sind folgendermaßen:

Hb A_1	4%			gesund,
Hb A_1	7%	–	8%	sehr gute Einstellung,
Hb A_1	8%	–	9%	gute Einstellung,
Hb A_1	9%	–	10%	keine gute Einstellung,
Hb A_1	10%	–	12%	verbesserungsbedürftige Einstellung,
Hb A_1	12%	–	14%	sehr schlechte Einstellung,
Hb A_1	über		14%	eine »Katastrophe« (Look).

Gutgeschulte Diabetiker wissen schon um die Bedeutung dieser Untersuchung und beugen durch bessere Einhaltung der Diät und durch Selbstkontrolle des Harns und evtl. des Blutzuckers Entgleisungen vor.

Selbstkontrolle des Harns und des Blutzuckers

Die Selbstkontrolle hat den Sinn, den Blutzucker auf einem möglichst niedrigen Wert zu halten. Die Selbstuntersuchung des Harns ist bei allen Diabetikern, egal ob sie nur auf Diät, Tabletten oder Insulin eingestellt sind, notwendig, die des Blutzuckers erfolgt in besonderen Fällen bei Patienten, die sich Insulin einspritzen.

Harnzucker

In Krankenhaus und Praxis sollten die Patienten schon bei der Ersteinstellung mit der Eigenuntersuchung des Harns vertrautgemacht werden. Man bedient

sich der Teststreifen (Glukotest, Clinitest, Combur-Test, Diabur o. a.), die im Krankenhaus oder vom Hausarzt empfohlen wurden. Es tritt bei Anwesenheit von Zucker eine deutliche Verfärbung des Streifens ein, wodurch man die Menge der Zuckerausscheidung schätzen kann. Genaue Gebrauchsanleitungen zur Bestimmung des Harnzuckers mittels Farbskala liegen bei.
Ist in einem 24-Stunden-Urin Zucker, sammelt man eine Tages- und Nachtportion (von 7.00–19.00 Uhr und 19.00–7.00 Uhr) und untersucht beide Proben: Verfärbt sich der Streifen, ist der Ursache nachzugehen. Grund hierfür sind meistens Diätfehler, aber auch fieberhafte Infekte. Der Diabetiker muß allmählich lernen, bei schlechtem Test die Ursache *selbst* herauszufinden und seine Folgerungen daraus zu ziehen. Eine Mitarbeit des Diabetikers bei seinem lebenslänglichen Leiden ist unerläßlich. Hierzu gehört auch die regelmäßige Gewichtskontrolle.
Tritt immer wieder Harnzucker auf und hat die Nachprüfung der Diät durch den Patienten keinen Erfolg, ist ärztlicher Rat notwendig.
In die Sprechstunde sollte eine Probe des Tages- und Nachturins mit genauer Beschriftung (Name, Urinmenge und Datum) mitgebracht werden. Neben der Urinuntersuchung werden das Körpergewicht und der Blutzucker kontrolliert, mit deren Ergebnissen dann eine gezielte, individuelle Beratung erfolgen kann.

Azeton

Wenn im Harn über 2% Zucker und der Blutzucker vor allem bei Insulinpflichtigen hoch ist, muß der Diabetiker selbst den Harn auf Azeton untersuchen. Man bedient sich der Streifentests wie Ketostix, Ketur oder der Acetesttabletten. Der Streifen wird in den Urin eingetaucht, am Glas abgestreift und nach 60 Sekunden an der Vergleichsskala abgelesen. Viel Azeton und viel Harnzucker sind ein Warnzeichen für zu wenig Insulin. Eine ärztliche Beratung ist dringend notwendig.

Blutzucker

Die Selbstkontrolle des Blutzuckers ist sehr viel seltener. Auch hierfür gibt es Teststreifen, z. B. Hämo-Glukotest, die eine grobe Beurteilung des Blutzuckers zwischen 70 mg/dl und 800 mg/dl erlauben. Die Blutzuckerbestimmungen werden die Ausnahme bleiben und nur von Insulin gebrauchenden Diabetikern, die in ihren Blutzuckerwerten stark schwanken oder einen fieberhaften Infekt haben, durchgeführt.
Die regelmäßige Harnselbstkontrolle ist aber nur erfolgreich, wenn sie regelmäßig geschieht. Viele Diabetiker glauben, eine Verschlechterung auch ohne Testung an vermehrtem Durst mit häufigem Wasserlassen erkennen zu können. Tritt dieses auf, ist der Diabetes längst entgleist und eine Neueinstellung ambulant oder stationär nötig.

Diätetische Einstellung des Diabetes

Bei der Aufstellung des Diätplanes ist bei jedem Diabetiker von dem Nährwertbedarf auszugehen, d. h. der Diabetiker muß wissen, wieviel und was er essen darf.

Es erhält der:

Übergewichtige	eine nährwertarme Kost = Abmagerungskost,
Normalgewichtige	eine nährwertgerechte Kost = Erhaltungskost,
Untergewichtige (selten)	eine nährwertreiche Kost = Aufbaukost.

Es muß also für jeden Diabetiker der tägliche Nährwert der Kost bestimmt werden.
Bisher wurde der Nährwert nach Kilokalorien (kcal) berechnet. Ab 1. 1. 1978 ist der Begriff Joule = J international eingeführt, wobei 1000 J = 1 kJ sind.
Für die Umrechnung gilt:
1 Kilokalorie (kcal) = 4,184 Kilojoule (kJ)
Beispiel: 100 g Brot = 250 kcal = 1046 kJ
Der neue Begriff Joule hat sich noch nicht überall durchgesetzt. Es werden deshalb neben der neuen Einheit (kJ) weiterhin die Kalorien (kcal) angegeben.

Nährwertberechnung für den täglichen Bedarf

Man bestimmt

1. das Körpergewicht in leichter Kleidung,
2. die Größe ohne Schuhe und errechnet daraus
3. das Sollgewicht.

Sollgewicht

Während die Bestimmung des Körpergewichts und der Größe nicht schwierig sind, ist die Sollgewichtserrechnung – es ist nicht das Gewicht, das gewogen wurde, sondern das man haben sollte – problematisch, weil noch keine Statistiken mit sicherer Aussage über das Gewicht mit den besten Lebensaussichten, dem Idealgewicht, vorliegen. Wir sprechen deshalb vom Sollgewicht.

Errechnung des Sollgewichts

Es gibt 2 Wege:

1. Broca-Formel:
   Körpergröße in cm minus 100 = kg Körpergewicht
   Beispiel: Größe 170 cm – 100 = 70 kg
   von diesem kg-Gewicht zieht man
   bei Männern 0 – 10%,
   bei Frauen 10% ab (Liebermeister 1977).
   Beispiel: Männer 170 cm – 100 = 70 kg
   0 – 10% = 70 kg – 63 kg
   Frauen 160 cm – 100 = 60 kg
   – 10% = 54 kg

Je nach Alter, Geschlecht und Körperbau ergibt sich ein verschieden hohes Sollgewicht, das vom Arzt verordnet und angestrebt werden soll.

2. Tabellen:

Die Tabelle 2 zeigt das Sollgewicht bei Männern und Frauen. Die Gewichtsspannen sind breit und nehmen mit der Körpergröße zu. Der angegebene Mittelwert wird bei jüngeren Erwachsenen-Diabetikern etwas niedriger und bei älteren etwas höher liegen. Es gibt keine absoluten Sollgewichtswerte, die sich aus der Größe, dem Gewicht und dem Körperbau aus Tabellen ablesen lassen. Da das Sollgewicht nach dem Broca-Index und den *Mittelwerten* der Tabelle in etwa gleich groß ist, können wir auch daraus den Nährwert errechnen.

Nährwertberechnung

Aus der Größe und dem Körpergewicht haben wir nach dem Broca-Index oder aus den Sollgewichtstabellen das Gewicht ersehen, das der Diabetiker haben *sollte*. Der Vergleich des *Ist*-Gewichts mit dem *Soll*gewicht zeigt, ob er normal-, unter- oder übergewichtig ist. Daraus berechnet man die benötigten Kalorien, auf die wir hier verzichten wollen. Im allgemeinen geht man bei Gesunden unter Berücksichtigung der Größe, des Sollgewichts, des Alters und der körperlichen Betätigung von einem aus Tabelle 3 ersichtlichen Kalorienbedarf aus.

Dieser Nährwertbedarf entspricht in etwa auch dem des Diabetikers. Da aber der Altersdiabetes (Typ II) in 80% auf Übergewicht beruht, ist eine Gewichtsabnahme fast immer notwendig.

Während der Normalgewichtige durchschnittlich
ca. 1800 kcal/7350 kJ bis 2500 kcal/10460 kJ
benötigt, liegt die Abmagerungskost
bei 1000 kcal/4180 kJ bis 1800 kcal/7530 kJ.

Die durchschnittliche Abmagerungskost liegt also ca. 500 kcal/2092 kJ niedriger.

Tabelle 2 Sollgewicht Erwachsener nach dem 25. Lebensjahr* ohne Kleider und Schuhe (aus Souci, S. W., H. Bosch: Lebensmittel-Tabellen für die Nährwertberechnung, 3. Aufl., Wissenschaftliche Verlagsgesellschaft, Stuttgart 1982)

Größe	Sollgewicht			Größe	Sollgewicht		
	Minimum	Mittelwert	Maximum		Minimum	Mittelwert	Maximum
cm	kg	kg	kg	cm	kg	kg	kg
				Männer			
155	50,4	54,2	58,2	176	64,5	70,9	77,4
156	51,1	55,0	59,2	177	65,2	71,9	78,1
157	51,7	55,8	60,1	178	65,9	72,4	78,8
158	52,4	56,6	61,1	179	66,5	73,1	79,6
159	53,1	57,5	62,0	180	67,2	73,8	80,3
160	53,7	58,3	63,0	181	67,9	74,5	81,0
161	54,4	59,1	63,9	182	68,6	75,2	81,8
162	55,1	59,9	64,8	183	69,3	75,9	82,6
163	55,7	60,7	65,8	184	70,0	76,6	83,3
164	56,4	61,6	66,7	185	70,6	77,3	84,0
165	57,0	62,4	67,6	186	71,3	78,0	84,8
166	57,7	63,2	68,6	187	72,0	78,8	85,5
167	58,4	64,0	69,5	188	72,7	79,5	86,2
168	59,0	64,8	70,5	189	73,3	80,2	87,0
169	59,7	65,6	71,4	190	74,0	80,9	87,7
170	60,4	66,4	72,3	191	74,7	81,6	88,4
171	61,0	67,2	73,3	192	75,4	82,3	89,2
172	61,7	68,0	74,2	193	76,1	83,0	89,9
173	62,4	68,8	75,1	194	76,8	83,7	90,6
174	63,1	69,5	75,9	195	77,4	84,4	91,3
175	63,8	70,2	76,6				
				Frauen			
145	41,7	45,6	49,6	166	53,0	57,6	61,9
146	42,2	46,1	50,1	167	53,6	58,2	62,5
147	42,7	46,7	50,6	168	54,3	58,8	63,2
148	43,2	47,2	51,2	169	54,9	59,4	63,9
149	43,8	47,7	51,7	170	55,5	60,0	64,5
150	44,3	48,2	52,2	171	56,1	60,7	65,2
151	44,8	48,8	52,7	172	56,8	61,3	65,8
152	45,3	49,3	53,3	173	57,4	62,0	66,5
153	45,8	49,8	53,8	174	58,0	62,7	67,3
154	46,4	50,3	54,3	175	58,6	63,4	68,1
155	46,9	50,9	54,9	176	59,3	64,1	68,9
156	47,4	51,4	55,4	177	59,9	64,8	69,7
157	47,9	51,9	55,9	178	60,5	65,5	70,5
158	48,4	52,5	56,5	179	61,1	66,2	71,3
159	49,0	53,1	57,2	180	61,8	67,0	72,1
160	49,5	53,8	57,9	181	62,4	67,7	72,9
161	50,0	54,4	58,5	182	63,0	68,4	73,7
162	50,5	55,0	59,2	183	63,6	69,1	74,5
163	51,1	55,7	59,9	184	64,3	69,8	75,3
164	51,7	56,3	60,5	185	64,9	70,5	76,1
165	52,4	56,9	61,2				

* Berechnet nach Angaben in dem Home Economics Research Report Nr. 10 ARS, USDA; zit. in Recommended Dietary Allowances (11).

Tabelle 3

		Leichte Arbeit	Mittlere Arbeit	Schwerarbeit
Niederes Sollgewicht	kcal:	1500–1800	1800– 2000	2000– 2200
50 kg – 60 kg	kJ :	6280–7530	7530– 8370	8370– 9205
Mittleres Sollgewicht	kcal:	1800–2000	2000– 2200	2200– 2500
60 kg – 70 kg	kJ :	7530–8370	8370– 9205	9205–10460
Hohes Sollgewicht	kcal:	2000–2200	2200– 2500	2500– 3000
über 70 kg	kJ :	8370–9205	9205–10460	10460–12552

Die Tabelle 3 zeigt den täglichen Nährwertbedarf Gesunder bei verschiedenen körperlichen Tätigkeiten und unterschiedlichem Sollgewicht (nach P. PETRIDES u. Mitarb.)

Der Nährwertbedarf eines jeden Diabetikers ist also ganz verschieden hoch. Aus diesem Grund haben wir Speisepläne vorgeschlagen (ROBBERS), die vom Frühstück bis zur Spätmahlzeit reichen und dem Diabetiker die Einhaltung der Diät erleichtern (S. 55), die er von seinem Arzt verordnet erhielt.
Das Wichtigste ist, daß der ältere, dicke Diabetiker langsam, der junge schneller abmagert. Dem leicht kranken, etwas übergewichtigen Diabetiker von 65–70 Jahren wird man alle zuckerhaltigen Nahrungsmittel verbieten und auf eine systematische Abmagerungskur verzichten.

Der übergewichtige Erwachsenendiabetes (Typ II)

Voraussetzung für eine erfolgreiche Behandlung ist eine Gewichtsabnahme. Dieses wird erreicht durch

1. Kosteinschränkung nach Kalorienbedarf,
2. Verteilung des Essens auf 6–7 Mahlzeiten,
3. wenig KH. Erlaubtes Brot und Kartoffeln anfänglich abwiegen, Austausch mit anderen Mehl- und Kartoffelprodukten ist möglich (s. S. 34).
4. Erlaubtes Streichfett anfänglich auch abwiegen!
   Verstecktes Fett durch Kauf von mageren Teilen des Rindes und Schweines niedrig halten. Sie sind in den Speiseplänen angegeben. Genuß von Kalbfleisch und magerem Geflügel günstig.
5. Wurst meiden, Käse bevorzugen!
6. Reichlicher Genuß von freien Salaten, erlaubten Gemüsen und Obst, die auch ausgetauscht werden können.
7. Tägliche Gewichtskontrolle.

Diese Grundsätze sind in den Speiseplänen genau berücksichtigt, und jeder Diabetiker kann seine persönliche Kost kennenlernen und aus vielen Mahlzeiten auswählen, wenn er nur weiß, wieviel Kalorien und KH er essen darf. Speisepläne mit großer Abwechslung nach dem Nährwert berechnet stehen ihm zur Verfügung und erleichtern das Kochen.

Beispiel eines 1200-kcal-/5020-kJ-Speiseplans an einem Tag

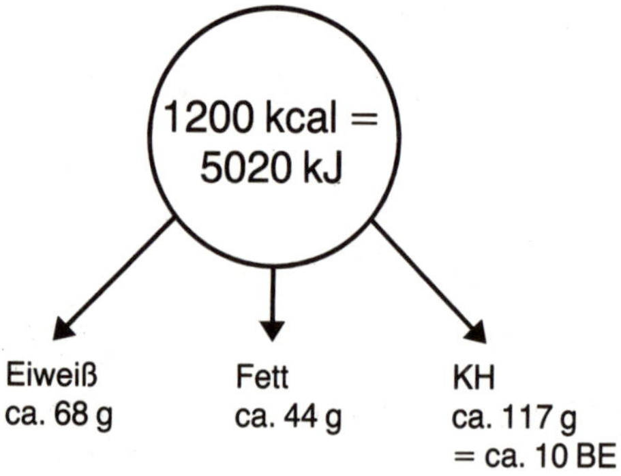

Gleichbleibende Mahlzeiten (Standard)
für 1200 kcal = 5020 kJ

Nährwerteinheit: 1 kcal = 4,1 kJ

Mahlzeiten	BE	Eiweiß g	Fett g	KH g	Nährwert kcal	Nährwert kJ	Änd. d. beh. Arztes
1. Frühstück							
Kaffee oder Tee							
10 g Dosenmilch 10% Fett		1	1	1	18	75	
25 g = 1 BE Mischbrot	1	2	—	13	63	264	
10 g Butter *oder* Wurst *oder* Käse nach Austauschtabelle S. 125, 128		—	8	—	78	326	
50 g Quark, mager		7	—	2	39	163	
2 Eßl. Trinkmilch 3,5% Fett		1	1	1	21	88	
20 g = 1 BE Diabetiker-Konfitüre	1	—	—	10	44	184	
		11	10	27	263	1100	
oder							
¼ l Trinkmilch 3,5% Fett		(8)	(9)	(12)	(165)	(690)	
25 g = 1 BE Mischbrot		(2)	(—)	(13)	(63)	(264)	
5 g Butter *oder* Margarine		(—)	(4)	(—)	(39)	(163)	
	(2)	(10)	(13)	(25)	(267)	(1117)	
2. Frühstück							
100 g = 1 BE Apfel *oder* Obst-Austauschtabelle S. 124 roh oder als Kompott	1	—	—	13	55	230	
Nachmittag wie 2. Frühstück	1	—	—	13	55	230	
Spätmahlzeit							
150 g Joghurt 3,5% Fett	1	5	5	7	99	414	
Gesamtsumme:	5	16	15	60	472	1974	

	BE	Eiweiß g	Fett g	KH g	Nährwert kcal	Nährwert kJ	Änd. d. beh. Arztes
Gleichbleibende Mahlzeiten	5	16	15	60	472	1974	
Mittagessen: *Kalbsschnitzel*							
100 g Kalbsschnitzel		21	2	—	108	452	
10 g Öl		—	10	—	93	389	
130 g = 2 BE Kartoffeln, gekocht	2	3	—	24	115	473	
200 g Blumenkohl oder Gemüse-Austauschtabelle Gruppe 1, S. 124	1	5	1	8	57	238	
Summe:	3	29	13	32	373	1552	
oder *Rindsroulade:*							
100 g Rindfleisch (Keule) (roh: 120 g)							
5 g Öl, Zwiebeln usw.							
130 g = 2 BE Kartoffeln, gekocht							
200 g Blumenkohl oder Gemüse-Austauschtabelle Gruppe 1, S. 124	(3)				(375)	(1569)	
Abendessen: *Wurst und Quark*							
40 g Fleischwurst		5	11	—	126	527	
80 g Hüttenkäse		12	4	2	99	414	
50 g = 2 BE Mischbrot, grüne Salate	2	3	—	25	126	529	
Summe:	2	20	15	27	351	1470	
oder *Marinierter Hering:*							
100 g marinierter Hering							
50 g Apfel							
50 g = 2 BE Mischbrot							
10 g Butter, grüne Salate	(2)				(428)	(1790)	
Gesamtsumme:	10	65	43	119	1196	4969	

Aus dem Speiseplan ersieht man die erlaubten Mengen des Fleisches, der Kartoffeln, des Brotes und des Streichfettes. Bei jedem Nahrungsmittel ist die Menge des Eiweißes, des Fettes, der Kohlenhydrate und der Kalorien bzw. Joule angegeben. Besonders wichtig ist die Austauschmöglichkeit der Kartoffeln in Kartoffelprodukte (Klöße) und Mehlspeisen, der Butter in Wurst oder Käse und auch der Gemüse, die im Anhang aus Tabellen ersichtlich sind.

Die Diät ist fett- und KH-arm sowie eiweißreich und entspricht in etwa der Normalkost, ist aber mehr oder weniger kalorienarm. Zudem sind alle Süßigkeiten, die Kristallzucker enthalten, wegen der schlechten Reaktionsfähigkeit der Bauchspeicheldrüse verboten. Dazu gehören Schokolade, Kuchen, Bonbons usw. (s. S. 33). Die erlaubten KH-haltigen Nahrungsmittel, wie Brot, aber auch die fetthaltigen müssen anfänglich abgewogen werden. Kleine, aber stetige Fehler können das Grundprinzip der Diabetesdiät, der nährwertarmen Kost, in Frage stellen und den Erfolg mindern. Werden z. B. am Tag nur 10 g Fett mehr gegessen, so bedeutet dieses in einem Monat 300 g Fett und im Jahr 3600 g Fett. Dies entspricht einem zusätzlichen Nährwert von 33450 kcal/140080 kJ. Man sieht, daß aus anscheinend so kleinen Ungenauigkeiten große

Fehler entstehen können. Von diesem zuviel zugeführten Nährwert kann ein Mensch mit leichter körperlicher Tätigkeit über 14 Tage leben.
Mit den Trinkgewohnheiten verhält es sich ähnlich.
Es enthält z. B. ¼ l Weißwein 175 kcal/660 kJ, so daß bei täglichem Genuß ein erheblicher Nährwert zusätzlich zugeführt wird. Bei dem von uns gestatteten Diätpils sind in einer ⅓-Liter-Flasche 88 kcal/372 kJ enthalten. Bei täglichem Alkoholgenuß ist wegen der zusätzlichen kcal/kJ-Zufuhr daher eine Absprache mit dem behandelnden Arzt angezeigt.
Der Diabetiker sollte zu Hause sein Gewicht regelmäßig kontrollieren und es nicht nur dem Arzt in der Sprechstunde überlassen. Sofort nach Feststellung des Diabetes ist das Rauchen erst recht nicht mehr erlaubt, da es die Arteriosklerose zusätzlich fördert. Zur Einhaltung der Diabetesdiät ist eine große Willenskraft des Zuckerkranken – nicht nur in den ersten Wochen nach der Entdeckung – und eine stete Enthaltsamkeit im Essen notwendig. Viele der genannten Gesichtspunkte sollten nicht nur der Diabetiker, sondern auch seine Familienangehörigen einhalten.
Alle Medikamente zur Unterdrückung des Hungers haben einen zweifelhaften Wert. Abmagerungspillen gibt es nicht. Den Klagen von Diabetikern über Schwäche muß ruhig begegnet werden. Die Angehörigen sollten ihn zu motivieren versuchen und ihn daran erinnern, wieviel wohler er sich fühlt, zumal auch ein erhöhter Blutdruck absinkt und mit der Gewichtsabnahme vorhandene Atembeschwerden sich bessern oder verschwinden. Der Zuspruch des gesunden Gatten »iß doch, das schadet nicht, du wirst ja so schwach« ist unvernünftig und unverantwortlich! Keiner darf sich bei einer Abmagerungskur ins Bett legen, da nach dem Aufstehen eine Kreislaufschwäche die Folge wäre. Ißt der Diabetiker zusammen mit seiner gesunden Familie, sollte er, wenn er nicht ganz willensfest ist, nach Einnahme seiner kärgeren Mahlzeit vom Tisch aufstehen und dadurch Versuchungen entgehen. Es ist während einer ernsthaften Abmagerungskur ratsam, Familienfesten fernzubleiben. Beim Kantinenessen (s. S. 30) ist höchste Vorsicht geboten. Der Diabetes ist ein Leiden, das einen über Jahrzehnte begleitet und eine stete Einschränkung der Essensfreuden bedeutet. Hat sich der Zuckerkranke allmählich an die knappe Kost gewöhnt, leidet er nicht mehr so stark unter dem Hungergefühl. Diätetische Ratschläge helfen außerdem, es zu unterdrücken.
Stete, kleine Diätfehler haben, ohne daß der Diabetiker es merkt, eine Verschlechterung zur Folge. Das Gewicht nimmt wieder zu und der Blutzucker steigt. Grobe Disziplinlosigkeit wie das Essen von Kuchen, fettem Fleisch, größeren Alkoholmengen machen es immer schwieriger, die Erkrankung wieder in Ordnung zu bringen. Es ist ja das Bestreben, den Altersdiabetiker so lange wie möglich mit Diät allein im Gleichgewicht zu halten, zumal die sonst notwendigen Tabletten nur eine begrenzte Wirkungsdauer haben. Wenn die Blutzuckerwerte trotz eindringlicher Beratung immer wieder hoch liegen, bleibt nichts anderes übrig, als die Sulfonylharnstoff-(SH-)Tabletten zu geben. Die verordnete Diät ist auch bei diesen dringend notwendig. *Essensfehler können durch ein Mehr an Tabletten nicht ausgeglichen werden.* Die Diät muß

also weiterhin kaloriengerecht und KH-beschränkt sein. Versagen die Tabletten – erkenntlich an dauernd hohen Blutzuckerwerten – ist das Spritzen von Insulin unumgänglich. Meist wird die Einstellung auf Insulin im Krankenhaus vorgenommen und die Diät und das Insulin auf den Tagesablauf des Patienten ausgerichtet. Bei der Entlassung wird die genaue Einhaltung der Insulininjektionen und der Mahlzeiten nach vereinbarter Zeit schriftlich festgelegt. Fieberhafte Infekte, notwendige Operationen führen neben Fehlern beim Essen und Trinken zur Verschlechterung: Aus einer morgendlichen Injektion wird eine zweite am Abend. Meist ist eine stationäre Neueinstellung notwendig.
Dieses alles wäre noch zu ertragen, wenn der immer wieder entgleiste Diabetes für den Organismus nicht schädliche Folgen hätte. Große Statistiken besagen, daß der Zuckerkranke mit niedrigen Blutzuckerwerten die besten Lebensaussichten hat. Gerade diese sind am wenigsten von Arteriosklerose, Schlaganfall, Herzinfarkt, Augen- und Nierenschäden usw. betroffen. Hierzu gehört lebenslange Disziplin. Belohnt wird sie durch ein bedingt gesundes Leben.

Diätbehandlung bei verschiedenen Stadien des Diabetes vom Diabetesverdacht bis zur Insulindiät

Diabetesverdacht (Pathologische Glukosetoleranz)

Die beste Vorbeugung zum Verhüten einer Zuckerkrankheit ist die Vermeidung des Übergewichts. Besondere Vorsicht ist geboten, wenn die Traubenzuckerbelastung nicht sicher krankhafte Werte ergibt.
Bei der beschriebenen Traubenzuckerbelastung (s. S. 4) gibt es Grenzwerte, die nicht sicher Auskunft geben, ob der Organismus diabetisch ist. Bei diesen Patienten besteht fast immer ein Übergewicht und die Gefahr, zuckerkrank zu werden. Man sollte nach 14 Tagen die Belastung wiederholen. Ist sie wieder nicht sicher krankhaft, muß man durch kalorienreduzierte Kost das Gewicht mindern und in ½- bis 1jährlichen Abständen eine erneute Traubenzuckerbelastung durchführen. Dies ist eine echte Vorbeugung gegen die Zuckerkrankheit. Einseitige Abmagerungskuren wie Atkins-Diät (unbegrenzte Zufuhr von Fett, Fleisch und fast vollkommenes Verbot von Kohlenhydraten) ähnlich der Punkte-Diät sind ungeeignet. Der Gewichtsverlust muß durch Einschränkung aller 3 Grundnährstoffe, Eiweiß, Fett und Kohlenhydrate, erreicht werden. Bei diesen Noch-nicht-Diabetikern wird man die Nährwertstufe 1800 kcal/7530 kJ – 2000 kcal/8370 kJ geben und das Gewicht kontrollieren. Zudem ist vermehrte körperliche Bewegung notwendig. Auf das knappe Essen ist aber nicht zu verzichten.
Der Körper verbraucht

für 1 Stunde Spaziergang nur	125 kcal = 523 kJ = 50 g Brot,
für 1 Stunde Radfahren	160 kcal = 669 kJ = 65 g Brot,

arbeitet also sehr rationell, zu wenig um durch Spaziergänge abzunehmen. Dieses läßt sich nur durch zusätzliche Nahrungseinschränkung erreichen.

Diät beim übergewichtigen Altersdiabetes (Typ II)

Das Grundprinzip besteht in der Gewichtsabnahme, weil hierdurch Insulin eingespart wird. Dies geschieht durch an Eiweiß (E), Fett (F) und Kohlenhydraten (KH) armer Kost. Besonders sind das kalorienreiche Fett und die KH einzuschränken. Der Eiweißbedarf ist durch mageres Fleisch, Geflügel, Fisch und fettarme Milchprodukte wie Magerquark, Magerjoghurt usw. zu decken. Dies ist alles aus unseren Vorschlägen in den Speiseplänen zu ersehen. Bei jeder Abmagerungskur ist der Stuhlgang ein Problem. Die Diabetesdiät beugt durch reichlichen Genuß der verschiedensten Gemüse und Salate der Verstopfung vor. Besonders günstig wirkt eine Untertasse gekochtes Sauerkraut als Vorspeise vor dem Abendessen oder 20–30 g Glaubersalz in ½ l warmem Wasser vor dem Frühstück.

Diät nach Entdeckung des Diabetes

Ersteinstellung

Nach Sicherung der Diagnose durch Blutzuckerbestimmungen versucht man bei älteren, übergewichtigen Diabetikern mit Blutzuckerwerten, die nicht über 250 mg% bis 300 mg% liegen, den Diabetes rein diätetisch einzustellen. Besteht Durst und lästiges Jucken im Genitalbereich, sind Hafertage (s. S. 122) unter ärztlicher Kontrolle des Blut- und Harnzuckers sowie Azetons von guter Wirkung. Die Beschwerden lassen nach, und das Allgemeinbefinden bessert sich in wenigen Tagen. Dieser für den Kranken eindrucksvolle Erfolg muß genutzt werden, um durch konsequente, nährwertarme Kost einen weiteren Abbau des Übergewichts zu erzielen. Durch Einschmelzung von Fettgewebe benötigt der Organismus weniger Insulin, und die Bauchspeicheldrüse wird geschont. Nach Hafer- und Safttagen wird je nach Alter, Gewicht und Gesundheitszustand mit einer Kost von ca. 1200 kcal/5020 kJ begonnen, woraus ein Hungergefühl entsteht, das jedoch ertragen werden muß, da es von begrenzter Dauer ist und später einem Gefühl der Erleichterung weicht. Hält sich der Diabetiker an die mageren Speisepläne, normalisieren sich die Blutzucker- und Fettwerte. Blutzuckerwerte über 140 mg% bis 160 mg% zeigen, daß die angeordnete Diät schon nicht mehr genau eingehalten wurde.

Ambulante Abmagerungskur

Häufig wird der Diabetes bei einer Routineuntersuchung entdeckt. Bei starkem Übergewicht ist zur Besserung des Stoffwechsels eine Abmagerungskur die Methode der Wahl (s. a. S. 18). Man kann sie mit 1200 kcal/5020 kJ ambulant durchführen, jedoch muß der Arzt das Alter und den Gesundheitszustand des Patienten berücksichtigen. Dies gilt besonders für männliche wie weibliche Diabetiker um 50 Jahre mit deutlichem Übergewicht, Bluthochdruck und beginnender Herzmuskelschwäche. Bei einem 65- bis 70jährigen Adipösen sind solche Kuren nicht angebracht, sondern man reduziert nach und nach durch kcal/kJ-Beschränkung das Gewicht. Der Arzt weiß oft schon im voraus, ob sein Patient überhaupt gewillt ist, sich für seine Gesundheit den

Entbehrungen zu unterziehen, denn nur allzu gerne wird die in der Sprechstunde gezeigte Willensstärke zu Hause schnell wieder vergessen: Machen die Patienten mit, spüren sie bald den Erfolg. Zumeist können die Berufstätigen bei der Kur ihrer Arbeit nachgehen, jedoch liegt die Entscheidung darüber beim behandelnden Arzt. Die ärztliche Betreuung unter strengen Bedingungen muß sehr sorgfältig sein. Ist der Patient konsequent und nimmt die Bürde auf sich, kann er mit einem Abfall des Blutzuckers und auch der Blutfette rechnen. Hat der Diabetiker abgenommen und der Blutzucker sich normalisiert, steigert man allmählich auf den Nährwert, der dem Alter und der körperlichen Arbeit entspricht. Dieses ist die Erhaltungskost. Sie entspricht den Sollkalorien. Der Diabetiker darf nicht wieder zunehmen und muß fortlaufend sein Gewicht und durch Selbstkontrolle (s. S. 6) den Harn auf Zucker untersuchen.
Nimmt das Gewicht wieder zu, kommt die alte Krankheit wieder zum Vorschein. Arzt und Patient sollten daher dafür Sorge tragen, daß durch gute Betreuung und durch Einsicht des Kranken der Zucker- und Fettstoffwechsel so lange als möglich in Ordnung bleibt. Bevor der Diabetiker ins Sprechzimmer kommt, sollte er bereits gewogen sein. Die häufigste Ursache für Verschlechterungen des Stoffwechsels beim Altersdiabetiker ist die Gewichtszunahme. Diese wird durch die verschiedensten Faktoren wie Essen von fettem Fleisch, Wurstwaren, Kuchen (Zucker und Fett), Normalbier und anderen kalorienreichen Alkoholika ausgelöst. Nach häufigen Entgleisungen wird es immer schwieriger, den Diabetes wieder einzuregulieren. Nähern sich Blutzucker und Gewicht trotz Diätbüchern, mündlichen Belehrungen und Ermahnungen nicht erträglichen Werten, so kommt es zur stationären Abmagerungskur.

Stationäre Abmagerungskur

Fraglos ist es das beste, wenn die ambulante Behandlung nicht zum Ziel führt, stationär durch eine sachgerechte klinische Gewichtsminderung den Diabetes zu bessern. Am geeignetsten sind solche Kliniken, die über eine gute Diätberatung verfügen. Sie kann von Ärzten, die die Materie der Diabetesdiät, die Probleme des Diabetikers und vor allem die Stoffwechsellage jedes einzelnen Diabetikers kennen, durchgeführt werden. Sind die Werte für den Berater nicht einsehbar, können nur allgemeine Ratschläge erteilt werden. Ausgebildete Diätberaterinnen sind kaum zu finden, und die Verwaltung der allgemeinen Krankenhäuser machen mit der Einstellung Schwierigkeiten. Die Diätassistentin hat kaum Zeit, weil sie in ihrer Diätküche voll ausgelastet ist. Nur wenn der Patient im Krankenhaus vom Chefarzt bis zur Schwester zu der notwendigen Lebensführung angehalten wird, kann das Ziel erreicht werden, daß der Patient voll informiert und auch überzeugt das Haus verläßt. Die Abmagerung wird mit einer 1000-kcal/4180-kJ- bis 1200-kcal/5021-kJ-Diät erreicht.

Nulldiät

Für die ambulante Behandlung ist die Nulldiät wenig geeignet. In einigen Kliniken werden bei starkem Übergewicht derartige Kuren noch durchgeführt. Der Patient bekommt nichts zu essen, dafür aber große Mengen kcal/kJ-freier Flüssigkeit in Form von Tee, Mineralwasser usw., nimmt an Gymnastik teil und macht Spaziergänge. Durch Mobilisierung körpereigenen Fettes wird die notwendige Energie geliefert, wodurch der Diabetiker abnimmt. Nicht angenehm sind die ersten Tage des Nahrungsentzuges. Während der Behandlung erhalten die Kranken Unterricht in allgemeiner Ernährungslehre sowie Diabetesdiät und werden über die künftige Lebensweise belehrt. Das Gewicht, sowie Harnsäure, Kalium und viele andere Stoffwechselprodukte werden fortlaufend bestimmt und der Kreislauf und die Nierenfunktion beobachtet. Unter der Gewichtsabnahme sinken der Blutzucker, die Blutfette und die erhöhten Blutdruckwerte.
Wenn auch aus psychologischen Gründen ein anfängliches Erfolgserlebnis mit einem raschen Verlust von mehreren Kilogramm erstrebenswert ist, bestehen Bedenken, weil bei völligem Nahrungsentzug nicht nur Fett, sondern auch körpereigenes Eiweiß abgebaut wird. Diesem Eiweißverlust beugt der Ulmer Trunk (Modifast, Wander GmbH, 6522 Osthofen) vor. Bei extremem Übergewicht ist die stationäre Nulldiätbehandlung angezeigt und die ambulante unter sehr sorgfältiger Führung erlaubt. Als Gegenanzeige gelten Nieren-, Leber- und Lungenerkrankungen sowie Anämien.

Diät und Tablettenbehandlung

Eine zusätzliche Behandlung mit Tabletten (Sulfonylharnstoff [= SH]) ist erst dann sinnvoll und erfolgversprechend, wenn trotz eingehaltener Diät und Gewichtsverlust keine Besserung des Diabetes eingetreten ist.
In Deutschland werden die SH-Tabletten viel häufiger verordnet als in anderen Ländern. Nach Ansicht der Deutschen Diabetes-Gesellschaft wären sie nur bei ⅓ der Altersdiabetiker (Typ II) notwendig, während sie bei uns häufig schon kurz nach Entdeckung der Erkrankung verschrieben werden. Meist sind beide, der Patient und der Arzt schuld, der Diabetiker, weil er die Diät nicht richtig einhält und der Arzt aus Ungeduld wegen des erhöhten Blutzuckers. Die Tabletten bergen die Gefahr, daß der Diabetiker die Gewichtsabnahme, die wichtigste Maßnahme, vernachläßigt, wenn der Blutzucker infolge der Tabletten abgesunken ist. Dabei wird vergessen, daß die Tabletten kein Insulinersatz sind, sondern die letzten Reserven aus der Bauchspeicheldrüse »herausholen«.
Eine zusätzliche Tablettenbehandlung ist also nur sinnvoll, wenn trotz Abmagerung – »Abspecken statt Tabletten« – keine Besserung eingetreten ist.
Verordnet werden heute praktisch nur noch die genannten SH-Präparate. Auch hier hat die Deutsche Diabetes-Gesellschaft wichtige Hinweise gegeben. Bei älteren Typ-II-Diabetikern können nach den sogenannten »stark

wirksamen« Präparaten Unterzuckerungserscheinungen (S. 27) wie Schweißausbrüche, Zittern usw. auftreten. Jeder Diabetiker, der etwas Derartiges bemerkt, muß es dem Arzt melden, damit er das Präparat wechselt. Die alten ersten SH-Präparate (»die erste Generation«), wie Tolbutamid u. a., sind auch heute noch sehr gut und rufen keine Unterzuckerung hervor. Früher, unter den älteren Tabletten hatte man sie kaum gesehen. Zumeist sind Tolbutamid u. a. ebenso wirksam.

Die Grundlage einer erfolgreichen Tablettenbehandlung ist und bleibt die richtige, kalorienbegrenzte Diät. Blutzucker und Gewicht sind die Gradmesser des Erfolges. Der Arzt soll hierbei helfen, raten, ermuntern und die Fehler aufspüren. Schriftliche Diätverordnungen können Einzelgespräche mit dem Arzt nicht ersetzen (Tab. 4).

Tabelle 4 Unterschiedliche Diätbehandlung des Übergewichtigen-Erwachsenendiabetes (Typ II) gegenüber dem insulinpflichtigen, Normalgewichtigen-, meist Jugendlichen-Diabetes (Typ I)

	Übergewichtigen-, Erwachsenendiabetes (Typ II)	Normalgewichtigen-, insulinpflichtiger Diabetes (Typ I)
Diät	Abmagerungskost 1000 kcal/4180 kJ bis 1500 kcal/6280 kJ und dann Erhaltungskost	knappe Erhaltungskost keine Gewichtszunahme
Zusammensetzung der Diät	wenig KH und Fett, relativ viel fettarmes Eiweiß (z. B. bestimmte Teile des Rindes, Schweines (s. Speisepläne S. 41), Kalbfleisch, magerer Käse, Einhalten des täglichen Nährwerts das Wichtigste	genaue Verteilung der erlaubten KH über den Tag, ausgerichtet nach dem beruflichen Tagesablauf und dem Insulin
	keine Speisen mit Kristallzucker	
Kohlenhydrate Brot und Kartoffeln	Vollkornbrot anfänglich abwiegen, auch die Kartoffeln, lieber weniger als mehr	Menge und Zeit des Brot-, Kartoffel- und Obstverzehrs nach Einstellungsplan und Abstimmung auf berufliche Tätigkeit und Insulininjektion, genaue Einhaltung der KH-Menge
Obst	Menge nach Speiseplan Austausch nach Obst-Austauschtabelle (s. S. 124)	wie bei Einstellung vorgeschrieben. Austausch nach *KH-Austauschtabelle*
Obstkonserven	Dünstobst (ungesüßt) mit Süßstoff nachgesüßt unter Anrechnung des Nährwertes	Dünstobst, wenig mit Sorbit gesüßtes Obst unter Anrechnung der KH
Obstsäfte	während der Abmagerung keine Obstsäfte, nur frisches Obst nach Speiseplan und Obst-Austauschtabelle S. 124	unter Anrechnung der KH erlaubt

Tabelle 4 (Fortsetzung)

	Übergewichtigen-, Erwachsenendiabetes (Typ II)	Normalgewichtigen-, insulinpflichtiger Diabetes (Typ I)
Gemüse und Salate	nach Speiseplänen und Gemüse-Austauschtabelle S. 124 Alle Gemüse müssen bei der Abmagerungskur angerechnet, können aber, wie in den Speiseplänen angegeben, ausgetauscht werden. Hülsenfrüchte nur im Austausch mit Kartoffeln erlaubt grüne Salate erlaubt	Gemüseaustausch nach Austauschtabelle S. 124 Es werden Gemüsegruppen unterschieden, die nicht, teilweise, oder voll berechnet werden müssen. grüne Salate erlaubt
Milch	während der Abmagerung Trinkmilch 3,5% Fett meiden: ¼ Liter entspricht 20 g Butter Verwendung von 1,5%iger Milch oder Magermilch für Zubereitung von Magerquark, Soßen usw. Joghurt wie Milch	Voll- oder Trinkmilch unter Anrechnung der KH erlaubt (in 100 g Milch 5 g KH) Joghurt wie Milch
Fett	Halbfettbutter Halbfettmargarine oder normale Ware anfänglich genau abwiegen Als Brotaufstrich Magerquark verwenden	Normalbutter Normalmargarine
Öle	hoher Nährwert sparsam verwenden	hoher Nährwert sparsam verwenden
Fleisch	bestimmte Teile des Rindes oder Schweines (s. Speisepläne) verlangen, Kalbfleisch, mageres Geflügel	auch wenn keine Abmagerung notwendig, fettes Fleisch meiden
Wurst	während Abmagerung keine geräucherte Wurst (Mettwurst 51% – Salami bis 50% Fett) kleine Mengen an Lyoner oder Fleischwurst, geräucherter oder gekochter Schinken nach Speiseplan. Auf Käse ausweichen! Austauschtabelle Butter mit Wurst und Käse beachten! (s. S. 125, 128)	alle Wurstsorten und Schinken in begrenztem Maße erlaubt
Käse	während der Abmagerung besonders Magerquark sehr bekömmlich, gut schmierfähiger, magerer Käse (20% Fett i. Tr. bis 30% Fett i. Tr.) Austauschtabelle Butter mit Käse S. 128	normaler Käse in begrenzter Menge
Fische	frische Fische außer Aal, genau berechnet, Hering, keine geräucherten Fische	frische Fische erlaubt, wenig geräucherte Fische

Tabelle 4 (Fortsetzung)

	Übergewichtigen-, Erwachsenendiabetes (Typ II)	Normalgewichtigen-, insulinpflichtiger Diabetes (Typ I)
Getränke		
alkoholfreie Obstsäfte	während Abmagerung nur Tee, Kaffee, Mineralwasser, keine Obstsäfte, später Fruchtsaft mit Mineralwasser	Obstsäfte nach KH-Einstellung. Austausch nach KH-Austauschtabelle
alkoholhaltige Getränke	während Abmagerung kein Diätbier und Wein, nach Beendigung der diätetischen Einstellung wenig Diätbier und leichter durchgegorener Wein	in mäßigen Mengen Diätbier und durchgegorener Wein, wenig konzentrierte Alkoholika
Diabetiker-Lebensmittel Süßungsmittel Sorbit (Sionon) Fruchtzucker Marmelade	in erlaubter Menge	in begrenzter Menge (auf KH anrechnen!)
mit »Diabetikerzucker« gesüßte Obstkonserven	nicht gestattet	begrenzt erlaubt, auf KH anrechnen!
	Keine mit Kristallzucker gesüßten Obstkonserven!	
Dünstobst (ungesüßt)	erlaubt unter Anrechnung der (kcal =) kJ	unter Berechnung der KH erlaubt!
Diabetikerschokolade	während Abmagerung verboten! sonst ausnahmsweise	erlaubt unter Anrechnung der KH
Diabetikerkekse	verboten	unter KH-Anrechnung erlaubt
Süßstoffe Saccharin	erlaubt	erlaubt
Na-Cyclamat	erlaubt	erlaubt
Mischpräparate	erlaubt	erlaubt
	Nicht zu sehr an den süßen Geschmack gewöhnen!	

Die Tabelle 4 zeigt, daß es bei den übergewichtigen rein diätetisch oder zusätzlich mit Tabletten eingestellten Diabetikern auf die strikte Einhaltung des Nährwerts (auch bei den Getränken) ankommt, während bei Insulinpflichtigen die erlaubten KH zu verordneter Zeit gegessen werden müssen.

Trotz richtiger Diät kommt es nach einigen Jahren zum Nachlassen der Tablettenwirkung, zu einem langsamen Versagen, das zumeist auch stärkere Präparate nicht aufhalten können. Sind trotz der Tabletten die Blutzuckerwerte hoch und ein Versagen anzunehmen, darf man die Behandlung nicht Monate und Jahre fortsetzen, vielmehr muß meist im Krankenhaus Bilanz gezogen und ggf. auf Insulin umgestellt werden.

Insulinbehandlung

Die Insulinbehandlung wendet man an, wenn die Bauchspeicheldrüse nicht genügend Insulin produziert. Dieses ist der Fall bei kindlichen und jugendlichen Diabetikern, bei zuckerkranken Erwachsenen, die auch nach Gewichtsabnahme nicht mehr genügend eigenes Insulin haben, bei Tablettenversagern und aus vielen anderen Gründen.
Allen diesen Diabetikern ist eines gemeinsam: sie müssen im Krankenhaus eingestellt werden, um die notwendige Insulinmenge und die passende Diät zu ermitteln.

Insulinpflichtiger Diabetes

Insulin hat vielen Tausenden das Leben gerettet und seine Entdeckung ist eine der größten Taten dieses Jahrhunderts. Der Diabetiker muß die Einsicht haben, daß die dauernd hohen und unaufhörlich schwankenden Blutzuckerwerte das gesamte Gefäßsystem einschließlich der Sehkraft und Nierenfunktion aufs schwerste schädigen und nur das lebensrettende Insulin den Prozeß aufhalten kann. Die Abneigung gegen Insulin ist bei Diabetikern, die zuerst allein mit Diät oder in Kombination mit Tabletten ausreichend eingestellt waren, größer als bei jenen, die sofort Insulin bekamen und die große Heilwirkung miterlebten. Angst ist unbegründet, seitdem das Insulin weiter verbessert, durch gut ablesbare Spritzen die Insulinbehandlung einfacher und durch feinste Nadeln die Injektion praktisch schmerzfrei ist. Der Bedarf an Insulin wechselt anfänglich trotz gleichbleibender Diät erheblich und pendelt sich erst allmählich auf eine bestimmte Menge ein. In dieser Zeit muß aus den Insulinsorten verschieden langer Wirkungsdauer das Passende erprobt werden, von denen jeder Arzt einige besonders gut kennt und das Zweckmäßigste aussucht. Zudem muß der Diabetiker den Zustand der beginnenden Unterzuckerung (»Hypo«) an sich kennen lernen, um ihm begegnen zu können.
Die Diät ist bei insulinpflichtigen Diabetikern eine andere als bei übergewichtigen nicht-insulinpflichtigen. Abmagerungskuren haben nicht den großen Erfolg. Das wesentliche ist die genaue Verteilung der KH, die der Wirkung des Insulins angepaßt werden muß. Man rechnet den benötigten Nährwertbedarf aus und berücksichtigt das Gewicht, achtet aber besonders auf die Menge und die Verteilung der KH. Je nach dem Tagesablauf im Alltag werden Insulinart und die Uhrzeiten der KH-Gaben aufeinander abgestimmt.
Wie bei rein diätetisch behandelten Übergewichtigen die Begrenzung des kcal/kJ-Bedarfs das Entscheidende ist, so ist die genaue Einhaltung der KH-Menge zur verordneten Zeit die Grundlage jeglicher Insulinbehandlung.
Das Grundprinzip der Insulinbehandlung ist:
1. Fett- und Eiweißverzehr werden nicht berechnet. Die Mahlzeiten sollten aber nicht fettreich sein und das Gewicht konstant bleiben. Übergewichtige, insulinpflichtige Diabetiker müssen abnehmen.

2. Der benötigte Nährwert ist auch beim Insulinpflichtigen zu bestimmen (s. S. 8). Daraus ergibt sich der benötigte Anteil an Kohlenhydraten. Man rechnet:

   bei 1800 kcal/7530 kJ mit ca. 180 g KH = 15 BE
   bei 2000 kcal/8370 kJ mit ca. 200 g KH = 17 BE
   bei 2200 kcal/9205 kJ mit ca. 210 g KH = 17–18 BE

3. Diese KH werden auf 6–7 Mahlzeiten aufgeteilt und ihre Einnahme auf die Wirkung des Insulins abgestimmt, d. h. bei einer Mahlzeit sind u. U. mehr KH zu geben als bei der anderen. Immer ist bei der Diäteinstellung der berufliche Tagesablauf des Diabetikers zu berücksichtigen.
4. Man soll solche KH auswählen, die langsam vom Körper aufgenommen werden, z. B. Mischbrot statt Weißbrot, Äpfel statt Weintrauben.
5. Alle Süßigkeiten, die mit Kristallzucker gesüßt sind, wie Schokolade, Bonbons, Marzipan, sind verboten.
6. Zu allen Hauptmahlzeiten gehören neben dem Fleisch oder Fisch Kartoffeln oder Mehlspeisen und Gemüse. Sie sind in den Speiseplänen vorgesehen und können ausgetauscht werden.

   Kartoffeln: gegen Kartoffelpüree, Kartoffelklöße der verschiedensten Art, Spätzle oder Nudeln usw. Die Austauschtabellen zeigen die Mengen, die statt der Kartoffeln erlaubt sind (s. S. 123).

   Gemüse: Der KH-Gehalt ist entscheidend. Zahlreiche Gemüse bis 5 g KH (100 g) sind ohne Anrechnung auf die KH-BE erlaubt. In den Speiseplänen sind sie angezeigt und aus den Gemüse-Austauschtabellen S. 124 ersichtlich. Auch ersieht man aus ihnen, welche Gemüse nur beschränkt erlaubt sind.

   Frei sind die zahlreichen Salate, die nicht auf die verordneten KH-BE angerechnet zu werden brauchen. Die Salate können zusammengestellt werden aus Kohlrabi, rote Bete (Rüben), Rotkohl, Sellerie, Spargel, Tomaten, Weißkraut, Sauerkraut, grüne Bohnen, Rettich, Radieschen, Möhren, Eisbergsalat, Chicorée, Gurken, Feldsalat, Kopfsalat, Kresse, Radiccio.

   Als Beispiele seien genannt:

   Gemischter Salat:
   100 g Salatgurke, 30 g Radieschen, 30 g Paprikaschote
   2 g KH 20 kcal/85 kJ
   zubereitet wird er auch kalorienarm mit Essig, Pfeffer, wenig Salz, Gewürzen und evtl. etwas flüssigem Süßstoff.

   Sauerkrautsalat:
   75 g Sauerkraut, 30 g grüner Paprika, 30 g Tomate, 20 g Zwiebeln (gehackt)
   6 g KH 42 kcal/170 kJ
   zubereitet mit Essig, wenig Süßstoff, Pfeffer, Petersilie.

Bunter Salat:
30 g Karotten (roh), 30 g Paprika, 30 g Tomate, 40 g Rettich, 20 g Apfel (geschnitten)
7 g KH 34 kcal/143 kJ
zubereitet mit Magerjoghurt, Süßstoff, Gewürzen.
Eisbergsalat in Käsedressing: (*Toeller* u. Mitarb. 1983, s. Text)
50 g Eisbergsalat, 20 g Hüttenkäse, 10 g saure Sahne
1 g KH 45 kcal/188 kJ
Aus wenig Sahne, Salz, Pfeffer, Essig, Paprika, Petersilie und Schnittlauch eine Sauce herstellen und den Salat gründlich mischen.

Die dazugehörigen Saucen enthalten Magerjoghurt, Magerquark, Essig, Tomatenmark, wenig (10 g) saure Sahne oder (3 g) Öl, Pfeffer, wenig Salz, Kräuter, Zitronensaft, Kapern usw.
Diese Saucen brauchen die Insulinpflichtigen, wie in den Vorschlägen angegeben, auf die KH und kcal/kJ nicht anzurechnen. Eine Fülle von Vorschlägen sind in dem Buch »Kochen für Diabetiker« (*Toeller* u. Mitarb. 1983) zu finden.
Wegen des Geschmacks und zur Verdauung ist frische Ware besser als solche aus der Dose. Die Auswahl ist groß, und auch im Winter lassen sich die Salate zum großen Teil preiswert zubereiten. *Sie können bei Übergewichtigen während der Abmagerung zum Mittag statt des vorgeschlagenen Gemüses und am Abend als »Salatteller« gegessen werden.* Ab 2000 kcal/8370 kJ sind sie in den Speiseplänen enthalten.

7. Zur Abwechslung im Verzehr der KH bedient man sich zusätzlich der Kohlenhydrat- und Fett-Austauschtabellen der Deutschen Diabetes-Gesellschaft (Thieme, Stuttgart 1982), wodurch man bei den Getreide- und Kartoffelerzeugnissen (Knödel, Püree), Gemüsen und Gemüsekonserven sowie bei Obst und auch fetthaltigen Produkten (Fleisch) eine gute Abwechslung erreichen kann.

Diätvorschlag für den insulinpflichtigen Diabetiker mit Normalgewicht

Nährwert 1800 kcal/7530 kJ
Tagesplan für die Verteilung der KH bei 15 BE = ca. 180 g KH
Insulininjektion
. . . . Einheiten
. . . . Insulinart
. . . . Uhr
. . . . Stunde vor dem Frühstück

1. Frühstück
50 g = 2 BE Mischbrot oder KH-Austauschtabelle — 25 g KH
20 g Diabetes-Konfitüre — 10 g KH

2. Frühstück
25 g = 1 BE Mischbrot — 12 g KH
100 g = 1 BE Apfel oder Obst-Austauschtabelle S. 124 — 13 g KH

Mittagessen
Schweineschnitzel
200 g Blaukraut oder Gemüse-Austauschtabelle Gruppe 2 — bis 200 g nicht anzurechnen!
200 g = 3 BE Kartoffeln, gekocht — 38 g KH

oder
100 g Schwarzwurzeln (anrechnen!) — 16 g KH
130 g = 2 BE Kartoffeln — 24 g KH

Nachmittag
25 g = 1 BE Brot — 12 g KH
100 g = 1 BE Apfel oder Obst-Austauschtabelle S. 124 — 13 g KH

Abendessen
40 g Teewurst
100 g Magerquark gemischt mit
50 g Joghurt 3,5% Fett
75 g = 3 BE Mischbrot — 37 g KH

Nachtmahlzeit
100 g = 1 BE Apfel oder Obst-Austauschtabelle S. 124 — 12 g KH

oder

25 g = 1 BE Brot (je nach ärztlicher Anordnung) — (12 g KH)

15 BE — 172 g KH

Dieser Tagesplan zeigt die Verteilung der KH über den Tag. Beim Mittagessen sind beschränkt »freies« Gemüse (Blaukraut) und voll anzurechnendes (Schwarzwurzeln) vorgeschlagen. Die KH sind beim 1. Frühstück sowie beim Mittag- und Abendessen am höchsten. Je nach dem täglichen Arbeitsablauf und der Insulineinstellung kann sich in Übereinkunft mit dem Patienten dieses ändern. Zahlreiche weitere Vorschläge finden sich in den Speiseplänen der verschiedenen Kalorienstufen.
Wenn diese Pläne von insulinpflichtigen Diabetikern durchgesehen werden, lernen sie allmählich die Zusammensetzung der Nahrungsmittel, was ihnen eine eigene Zusammenstellung der Mahlzeiten erleichtert. Der insulinpflichtige Diabetiker soll sich pünktlich sein Insulin selbst einspritzen und seine KH einnehmen, sich regelmäßig wiegen und nicht zunehmen, bei Infekten den Harn auf Zucker selbst kontrollieren (Selbstkontrolle S. 6) und ggf. den Arzt aufsuchen.

Behandlung der Unterzuckerung (Hypoglykämie)

Die Unterzuckerung (»Hypo«) kommt vor allem bei Diabetikern vor, die sich Insulin einspritzen. Das Gefühl des »Hypo« sollte jeder bei der Einstellung auf Insulin bereits erlebt haben, damit er es kennt und sich zu helfen weiß. Schwitzen, Heißhunger usw. können ganz unterschiedlich stark sein. Bei jedem Diabetiker kann der »Hypo« anders verlaufen. Aus Sicherheitsgründen sollte er immer ein paar Stücke Zucker und eine Ampulle Glukagon, das den Blutzucker steigert, bei sich tragen, vor allem wenn er Auto fährt oder größere Spaziergänge macht. Häufig genügt auch eine kleine Menge Weiß- oder Graubrot. Schwere Insulin-Schocks erfordern den Arzt, der Traubenzucker spritzt oder andere Maßnahmen ergreift. Zur Vermeidung ist die pünktliche Injektion des Insulins und die exakte Einhaltung der Mahlzeiten notwendig. Nichtsdestoweniger läßt sich bei insulinierten Patienten ein »Hypo« nicht immer vermeiden. Auch bei der Tablettenbehandlung können Unterzuckerungen vorkommen, die oft leichte, aber auch schwere Erscheinungen hervorrufen können.

Der Diabetiker am Steuer

Diabetiker, die allein auf Diät eingestellt sind, volle Sehkraft haben und auch sonst gesund sind, können unbedenklich Auto fahren. Bei Tablettenbehandlung muß der Zuckerkranke wissen, ob seine Tabletten Unterzuckerung (»Hypo«) auslösen, die lange dauern kann und nicht ungefährlich ist. Eine Umstellung auf ein anderes Präparat (s. S. 20) beseitigt dieses Übel. Für den, der Insulinspritzen nimmt, gilt dasselbe wie bei der Unterzuckerung (oben), jedoch ist besondere Vorsicht geboten. Es gelten folgende Regeln: Vor Antritt der Fahrt müssen die verordneten KH gegessen sein. Bei geringem Unwohlsein nicht ans Steuer setzen und bei den geringsten Anzeichen einer Unterzuckerung sofort anhalten. Manchmal reicht schon ein Keks, sonst eine Traubenzuckertablette. Bei längerer Fahrt zur Einnahme der KH zur vorgeschriebenen Zeit anhalten, die Mahlzeit einnehmen und etwas Warmes trinken (Tee aus der Thermosflasche). Stets Ruhepausen einlegen! Jeder Diabetiker hat seine eigene Form des »Hypo«, die er kennt. Wenn er vorsichtig ist, passiert nichts. Das zeigt die Statistik!

Diät in der Schwangerschaft

Die schwangeren Diabetikerinnen sind fast ausnahmslos insulinpflichtig. Sie sind die folgsamsten und dankbarsten Patientinnen, weil sie um ihr Kind fürchten. Daher haben sie das Recht auf besten ärztlichen Rat, denn von ihm hängt das Schicksal des künftigen Kindes ab. Erteilt wird er nach Überweisung durch den Hausarzt von einem auf die Behandlung des Diabetes spezialisierten Internisten in Zusammenarbeit mit einer Klinik, die auch besondere Erfahrungen in der Behandlung und Entbindung von schwangeren Diabetikerinnen hat. Das Richtziel ist, während der ganzen Schwangerschaft den Blutzucker normal zu halten, den Diabetes also streng einzustellen, weil ein hoher Blutzucker dem Kind schadet. Die tägliche Kalorienzahl liegt bei 2000–2400. Die Kost entspricht in etwa unseren Ratschlägen in den Speiseplänen. Die KH sollen mindestens 200 g, das Eiweiß 100 g und das Fett ca. 80 g betragen. Bei Übergewichtigen ist eine Gewichtsminderung nicht anzustreben. Die Gewichtszunahme beträgt in den ersten 6 Monaten 1 kg pro Monat, in den restlichen 3 Monaten ca. 1,5 kg. Insgesamt liegt die Gewichtssteigerung bei 10 kg.
Während der Schwangerschaft erhöht sich der Insulinbedarf und fällt mit der Geburt steil ab. Die Überwachung der Diabetikerin ist alle 1–2 Wochen notwendig.
Nichts ist schöner für den Arzt, als eine schwangere Diabetikerin zu beraten, zu beruhigen und ihr Mut zu machen. Sie befolgt alles und wartet sehnsüchtig auf ein gesundes Kind. Die Aussichten hierfür sind so gut geworden, daß sich die große Mühe für die Mutter und den Arzt lohnt.

Diät bei Krankheit

Schwieriger für den Diabetiker ist das Verhalten bei plötzlich auftretenden Erkrankungen, wie Durchfällen, Gallenkoliken, grippalen Infekten, mit Fieber einhergehenden Nierenbeckenentzündungen usw., bei denen der Diabetiker seinen Appetit verliert. Grundsätzlich ist auch hier zu unterscheiden zwischen Diabetikern, die rein diätetisch oder mit Insulin behandelt werden. Bei beiden droht eine Verschlechterung. Wenn ein rein diätetisch eingestellter Diabetiker einige Tage nichts oder wenig ißt, ist das nicht gefährlich. Ist er aber insulinpflichtig, wird es bedenklich, bei Appetitlosigkeit auf Insulin und Kohlenhydrate zu verzichten. Bei rein diätetisch oder zusätzlich mit Tabletten Behandelten muß der Diabetiker seinen Harn auf Zucker und der Insulinpflichtige außerdem auf Azeton selbst untersuchen. Manche jüngeren Diabetiker haben auch gelernt, den Blutzucker selbst zu bestimmen. Auf keinen Fall darf trotz der Selbstkontrolle (S. 6), wenn irgendeine Unsicherheit besteht, der ärztliche Rat hinausgezögert werden. Immer ist darauf zu achten, daß der Stoffwechsel sich nicht verschlechtert. Man erkennt dies daran, daß Zucker ausgeschieden wird, das Niveau des Blutzuckers ansteigt und die notwendige Insulindosis höher wird. Das muß unter allen Umständen – soweit wie möglich – vermieden werden.

Diät auf Reisen

Für einen freiberuflich tätigen Diabetiker, der viel auf Reisen ist, bedeutet die Krankheit eine erhebliche Erschwerung, wenn er auswärts essen muß und beim Mittag- und Abendessen auf eine Gastwirtschaft angewiesen ist. Für die rein diätetisch Eingestellten wie für die Insulinpflichtigen birgt es erhebliche Probleme; am meisten für den übergewichtigen kcal/kJ-knapp Ernährten. Beim Frühstück geht es noch am leichtesten. Das Brot läßt sich abschätzen, den Süßstoff und die Marmelade führt er mit, weil die portionierte Diabetikermarmelade in den Hotels noch nicht allgemein üblich ist. Beim Aufschnitt sollte er Käse bevorzugen. Die Zwischenmahlzeiten werden mit Obst abgedeckt, der Insulinpflichtige nimmt vom 1. Frühstück eine Scheibe Brot mit Butter für die 2. Mahlzeit mit und ißt dazu einen Apfel. Beim Mittagessen wird es schwieriger. Der Diabetiker darf, ob insulinpflichtig oder nicht, auf keinen Fall ein Menü bestellen. Suppen, Soßen und Gemüse enthalten Fett und Mehl. Er muß also nach der Karte essen. Die Auswahl ist auch in kleinen Restaurants groß, weil das Fleisch tiefgefroren aufbewahrt wird. Die Kartoffelmenge kann man schätzen, statt Gemüse wählt man wegen möglicher Mehlschwitzen in den Gemüsen lieber ungesüßte Salate. Überall droht die Überschreitung des Nährwerts, zumal die reisenden Diabetiker eine große Bewegungsarmut aufweisen. Der Abend im Hotel ist lang und erfordert vom Diabetiker ein besonderes Maß an Disziplin im Essen und Trinken. Das kalte Abendessen im Lokal ist durch den Wurstverzehr mit sehr hohem Nährwert gefährlich. Am besten bevorzugt man ein warmes Gericht mit magerem Fleisch oder man bestellt sich ein Käsebrot und einen Salatteller. Als Getränk ist am zweckmäßigsten ¼ l eines trockenen Weines und 1 Flasche Mineralwasser. Von dem Hotelessen kann man der Gesundheit wegen ruhig mal etwas übriglassen.

Diät im Urlaub

Im Urlaub ist der Diabetiker gefährdet, wenn er sich nicht in einem Kurort mit routinemäßiger Diabetesdiät aufhält. Der übergewichtige Erwachsenendiabetiker sollte den Urlaub nutzen, um an Gewicht abzunehmen und in steigendem Maß durch viel Bewegung (Wandern) seinen Körper zu trainieren. Ideal wäre – mit oder ohne Insulinbehandlung des Diabetikers – das Mieten einer Ferienwohnung, in der das Essen selbst zubereitet werden kann. Insulinpflichtige müssen die Insulinmenge der körperlichen Leistung anpassen und immer etwas Zucker mit sich führen. Besondere Vorsicht ist bei außergewöhnlichen Belastungen (z. B. Bergsteigen) geboten. Bezüglich des Essens gilt in einem Nichtkurort dasselbe wie für den Geschäftsreisenden. Auch im Urlaub sollte jeder Diabetiker sein Gewicht kontrollieren.

Kantinenessen, Eintopfgerichte

Das Essen in den Werkskantinen ist für den Diabetiker problematisch. Es besteht aus einem Stück Fleisch, reichlich Kartoffeln oder Mehlspeisen sowie Gemüse oder Salat. Der Diabetiker hingegen soll viel mageres Fleisch mit fettarmer Soße, wenig Kartoffeln, keine Mehlspeisen, viel Gemüse und Salat essen. Wohl gibt es in größeren Werken ein »Diät«-Essen, das aber in den seltensten Fällen geeignet ist. Diabetikern, die mittags nicht zum Essen nach Hause kommen, sind Eintopfgerichte zu empfehlen, die in den Speiseplänen in großer Anzahl vorhanden sind. Als Fleisch dient vor allem Rindfleisch. Durch verschiedene Gemüse ist eine große Abwechslung geboten. Das Essen kann am Abend vorher gekocht und in einem Speise-Isoliergefäß, ähnlich einer Thermosflasche mit weitem Hals mühelos warm gehalten werden (Zimmermann Speisegefäß, in allen Haushaltsgeschäften, Supermärkten). Dadurch ist es viel leichter, eine Abmagerungs- oder Insulindiät einzuhalten.

Essen auf Rädern

Für Alleinstehende oder ältere Ehepaare ist das »Essen auf Rädern« besonders wertvoll. Es gibt auch Gerichte für Diabetiker, wobei Fleisch, Gemüse, Kartoffeln oder Mehlspeisen abgewogen, getrennt in Einzelportionsbeuteln, eßfertig und tiefgefroren ins Haus geliefert werden. Die Auswahl, in einer Liste zusammengestellt, ist sehr groß. Alle ärztlichen Anordnungen unter Berücksichtigung der KH und Kalorien können mit dieser Diät berücksichtigt werden.

Die von Diabetikern aus der Vielzahl von Fleisch und Gemüse selbst zusammengestellten Gerichte werden einmal in der Woche im Lieferwagen ge-

bracht. Sofort nach Zustellung des wöchentlichen Bedarfs werden die Plastikbeutel in die – ggf. auch leihweise überlassene – Gefrierbox gelegt. Vor der Mahlzeit entnimmt man die Kochbeutel dem Gefrierfach und taut sie in siedendem Wasser auf. Nach 25 bis 35 Minuten sind die Speisen servierfähig. Gebrauchsanweisung liegt bei.
Dieses »Essen auf Rädern« wird vom Caritas-Verband, dem diakonischen Hilfswerk, den Sozialstationen, dem Roten Kreuz oder der Arbeiterwohlfahrt organisiert und meist auch in ländliche Orte gebracht. Dort erfährt auch jeder die Speisepläne, Kosten und Liefertermine. Gern bedienen sich die Senioren, wenn sie in einem Appartement eines Altersheimes wohnen, dieser Selbstzubereitung, zumal jeder mit einem Fertigmenü nicht an eine feste Essenszeit gebunden ist und der Insulinspritzen nehmende Diabetiker zur vorgeschriebenen Zeit essen kann.
Die Qualität dieser Diabetesdiät ist unterschiedlich und richtet sich nach den verschiedenen Herstellern. Eine Mittags- oder Abendmahlzeit hat 36–48 g KH = 3–4 BE und schwankt zwischen 450 und 500 kcal.
Solche Fertiggerichte stellen u. a. her:
Apetito, Karl Düsterberg KG, Sandkampstr. 142, 4440 Rheine, mit zahlreichen Niederlassungen;
Menü Daheim GmbH, Heidberg 7, Hamburg 60, mit 23 Filialen.
Beide Firmen liefern auch an die Wohlfahrtsverbände die Essen aus.

Zur Frage der Vitamine in der Diabeteskost – Bestimmte angebliche »Heilverfahren«

Immer wieder wird die Frage diskutiert, ob man mit besonderen Diäten den Diabetes bessern oder heilen kann. Im Laufe der letzten Jahrzehnte sind bestimmte Teesorten angepriesen worden. Alle diese wurden von mir sehr sorgfältig geprüft, aber niemals eine Senkung des Blutzuckers oder Einsparung von Insulin gefunden. An Vitaminen ist die Diabeteskost reich. Es ist unsinnig, zusätzlich solche einzunehmen.
Den verschiedensten Kostformen werden gute Resultate bei der Behandlung des Diabetes nachgesagt. Besonders propagiert wird die »Schnitzer-Diät«, die von einem Zahnarzt in Kuren gelehrt wird. Empfohlen wird der Genuß von keimfähigem Vollgetreide, das in einer ebenfalls von diesem Zahnarzt vertriebenen Mühle gemahlen wird. Es ist eine rein vegetarische Kost, die höchstens bei übergewichtigen Diabetikern durch ihre Kalorienarmut einen gewissen Nutzen bringen kann. Von Heilung kann überhaupt nicht gesprochen werden, den Werbeaussagen des rein merkantil ausgerichteten Unternehmens fehlt jegliche wissenschaftliche Grundlage. Nichts ist bislang ausreichend belegt oder gar bewiesen. Für Insulinpflichtige ist diese »Kur« und die Diät sogar gefährlich, für kindliche Diabetiker katastrophal.

Zusammensetzung der Lebensmittel

Der Diabetiker muß die Zusammensetzung der Nahrungsmittel kennen und die wichtigsten Zahlen im Gedächtnis behalten, um das Essen richtig zubereiten zu können.
Der Zuckerkranke benötigt eine Waage für sein Körpergewicht, eine gute Küchenwaage (z. B. Oetker-Waage) und zum fettsparenden Braten eine beschichtete Pfanne, einen Römertopf oder/und einen Grill. Nahrungsmittel bestehen aus:

Eiweiß	(E),
Fett	(F),
Kohlenhydraten	(KH),
Vitaminen und Mineralien.	

Der Nährwert ist für

1 g Eiweiß	(E)	= 4,1 kcal	= 17,2 kJ,
1 g Fett	(F)	= 9,3 kcal	= 38,9 kJ,
1 g Kohlenhydrate	(KH)	= 4,1 kcal	= 17,2 kJ.

Fett enthält also über das Doppelte an Nährwert, verglichen mit Eiweiß und Kohlenhydraten.

Kohlenhydrate

1 g =	4,1 kcal	= 17,2 kJ
12 g =	1 BE; 1 Brotwert	= 10 g KH (Schweiz).

In den deutschsprachigen Ländern werden oft die KH-Mengen in Broteinheiten (BE) angegeben. Eine Broteinheit entspricht 12 g KH = 25 g Brot.
In der Schweiz werden die KH nach dem Dezimalsystem berechnet und unterschieden in

1 Brotwert	10 g KH	= 20 g Brot,
1 Gemüsewert	10 g KH	= z. B. 80 g Kartoffeln,
1 Obstwert	10 g KH	= z. B. 80 g Äpfel.

Diese Unterscheidung erfolgt, weil die KH in Brot- und Teigwaren den Blutzucker schneller, die in Gemüse und Obst ihn langsamer erhöhen, obwohl es auch hierbei Unterschiede gibt. Dies ist auch in den deutschen Austauschtabellen entsprechend berücksichtigt.

Der Diabetiker muß in seinem Essen seine KH auf Brot, Gemüse und Obst aufteilen und darf nicht alle KH als Brot essen.
Der Insulinpflichtige muß zu der vom Arzt verordneten Zeit die KH essen. Hierbei haben

das Brot, die Kartoffeln, das Gemüse, das Obst
und die Salate

die größte Bedeutung. Sie haben einen verschieden hohen KH- und kcal/kJ-Gehalt.
Reine Süßigkeiten, die mit Kristallzucker gesüßt sind, sind wegen der blitzartigen Aufnahmen in den Organismus verboten:

Bonbons	Marzipan	Torten	Gebäck
Schokolade	Honig	Marmelade	Keks
Pralinen	Speiseeis	usw.	

Die wichtigsten KH-Träger seien im folgenden kurz besprochen:

Brot

100 g = 50 g KH = 4 BE = 250 kcal/1046 kJ

Dem Diabetiker ist wegen der langsameren KH-Aufnahme in den Körper besonders

Vollkornbrot, Grahambrot, Roggenbrot

zu empfehlen.
Morgens ist allenfalls ein Brötchen erlaubt.
Da es ein kaum zu übersehendes Angebot an Vollkorn- und Mischbrotsorten gibt, das zum großen Teil bereits in Scheiben verpackt wird und deren Einzelgewicht in einer Packung bis zu 20 g differierten, ist das Abwiegen des Brotes, vor allem beim Sortenwechsel, unerläßlich. Dies ist für den Übergewichtigen wegen des (kcal =) kJ-Gehalts und beim Insulinpflichtigen wegen der Abstimmung mit dem eingespritzten Insulin wichtig.

Kartoffeln

100 g = 18,5 g KH = 87 kcal/364 kJ

Neben dem Brot spielt die Kartoffel in der Diabeteskost eine große Rolle. Bratkartoffeln und Pommes frites (30% Fett!) sollten beim übergewichtigen, diätetisch Behandelten wegen des schlecht kontrollierbaren und hohen Fettgehaltes gemieden werden, während der normalgewichtige mit Insulin Behandelte sie in begrenztem Maß essen darf. Die Lebensmittelindustrie hat der Hausfrau die Zubereitung von Kartoffelspeisen durch die Herstellung von Kartoffeltrockenprodukten erleichtert. Die Diät des Diabetikers wird da-

durch abwechslungsreicher. Wir haben eine Austauschtabelle (s. S. 123) eingefügt, durch die die erlaubten Kartoffeln durch Kartoffelpüree und -knödel ersetzt werden können.
Als Beispiel sei angeführt:

	Eiweiß	Fett	KH	kcal	kJ
200 g = 3 BE Kartoffeln, gekocht,	4	—	37	174	728
werden ausgetauscht gegen					
30 g Trockenpüreemehl	3	–	24	110	460
100 g Milch + 50 g Wasser	3	4	5	66	276
	6	4	29	176	736

In einigen Ländern sind Kartoffelknödel besonders beliebt. Auch sie können statt Kartoffeln gegessen werden und sind in den Speiseplänen enthalten.

	Eiweiß	Fett	KH	kcal	kJ
200 g = 3 BE Kartoffeln, gekocht,	4	—	37	174	728
werden ausgetauscht gegen					
50 g Kartoffelknödel halb und halb	4	–	38	177	742

Diese konzentrierten Kartoffeltrockenprodukte müssen wegen ihres hohen KH-Gehaltes (ca. 80%) unbedingt abgewogen werden.
Die verschiedenen Kartoffelspeisen haben in etwa denselben hohen KH-Gehalt.

Teigwaren

100 g = 72 g KH = 390 kcal/1632 kJ

Zu ihnen gehören: Nudeln, Spätzle, Makkaroni, Spaghetti. Fast ¾ der Teigwaren bestehen aus KH, fast immer aus Weizenmehl. Wegen der schnellen Verdauung dieser Mehlspeisen sollte man, wenn sie neben Fleisch und Gemüse auf den Tisch kommen, zurückhaltend sein und höchstens 2–3 Teelöffel davon nehmen, dafür aber zur Sättigung lieber mehr Gemüse essen. Bei Insulinpflichtigen müssen die Teigwaren den zu der Mahlzeit erlaubten KH entsprechen.

Reis

100 g = 79 g KH = 368 kcal/1540 kJ

Reis ist im Gehalt an KH den Teigwaren ähnlich. Man muß die Reismenge auf 20–30 g Trockenreis pro Mahlzeit begrenzen und genau abwiegen:
15 g Reis entsprechen 12 g KH = 55 kcal/230 kJ
30 g Reis entsprechen 24 g KH = 110 kcal/462 kJ
Brot und Reis haben einen hohen Nährwert. Unser Brot entspricht dem Reis asiatischer Völker.

Gemüse

Gemüse ist ein sehr wichtiger Bestandteil im Speiseplan des Diabetikers. Der durchschnittliche KH-Gehalt des Gemüses ist gering, es sättigt, und der Nährwert ist zumeist niedrig. Wir teilen die Gemüse und Salate im Einvernehmen mit der Deutschen Diabetes-Gesellschaft (Kohlenhydrat- und Fett-Austauschtabelle, Thieme-Verlag, Stuttgart 1982) in 4 Gruppen ein.

Gemüse:	Gruppe 1	*bis* 5 g KH in 100 g
	Gruppe 2	*bis* 8 g KH in 100 g
	Gruppe 3	*ab* 8 g KH in 100 g
	Gruppe 4	ca. 60 g KH in 100 g

Bei Abmagerungskuren eines Übergewichtigen-Diabetes sind alle 4 Gruppen im KH- und Nährwert zu berechnen.

Zu der Gruppe 1 bis 5 g KH in 100 g Gemüse gehören:
Blumenkohl, Brokkoli, Chinakohl, Kohlrabi, Spinat, Mangold, Wirsing, Weißkohl, Tomaten usw. (s. Austauschtabelle S. 124)

Zu der Gruppe 2 bis 8 g KH in 100 g Gemüse gehören:
grüne Bohnen, Grünkohl, Rotkohl, Lauch, Paprikaschoten usw.

Zu der Gruppe 3 ab 8 g KH in 100 g Gemüse gehören:
Artischocken, grüne Erbsen, Kohlrüben (Steckrüben), Fenchel, Rosenkohl, Sellerieknollen, rote Rüben usw.

Zu der Gruppe 4 gehören die Hülsenfrüchte:
Erbsen, Bohnen, Linsen.

Die Gemüse der Gruppe 1 sind bei den normalgewichtigen Insulinpflichtigen frei ohne Anrechnung auf die verordneten KH bzw. BE zu essen.
Die Gemüse der Gruppe 2 können bei Insulinpflichtigen bis 200 g am Tag frei ohne Anrechnung, die der Gruppe 3 bis 100 g ohne Anrechnung gegessen werden.
Die Hülsenfrüchte der Gruppe 4 sind mit einem KH-Gehalt von 60 g auf 100 g Hülsenfrüchte voll anzurechnen. 1 BE = 20 g Erbsen oder dgl. Sie sind abzuwiegen und statt Kartoffeln zu essen.

Salate

Die genannten Gemüse können – soweit geeignet – als Salate Verwendung finden. Folgende Salate dürfen auch bei Abmagerungskuren ohne Berechnung gegessen werden (s. S. 25):

Brunnenkresse	Endiviensalat	Kopfsalat	Tomaten
Chicorée	Feldsalat	Gurken	Chinakohl
			Radiccio

Die Salatsoße muß fettfrei sein und kann mit Zitrone oder Apfelessig, Magerjoghurt, Zwiebeln, verschiedenen Gewürzen schmackhaft zubereitet werden. Wer auf gesüßtem Salat besteht, kann einige Tropfen Süßstoff zugeben. Gurken in Gläsern (z. B. Senfgurken) sind oft süß-sauer und gezuckert. Überall lauert die Gefahr des Kristallzuckers, sei es im süßen Senf oder in käuflichen Dosensalaten und -gemüsen.

Obst

Obst ist reichlich eingeplant. Wer das Obst in Form von Kompott wünscht, kann es kochen oder ungesüßt als sogenannte Dünstkonserven kaufen, die denselben KH-Gehalt haben.
Werden die Früchte zu Hause ohne Zucker eingemacht, sollte man sich genau nach den Einmachvorschriften (Sterilität!) richten, da die Gläser sonst aufgehen. Da die einzelnen Obstsorten einen unterschiedlichen KH-Gehalt besitzen, ist der Diabetiker gezwungen, sich auf die zuckerarmen zu beschränken. Beim Übergewichtigen ist außerdem der Nährwert, beim Insulinpflichtigen vor allem der KH-Gehalt entscheidend. Fast alle Früchte sind den Über- und Normalgewichtigen unter Anrechnung der KH und des Nährwerts erlaubt: Äpfel, Birnen, Erdbeeren, Heidelbeeren, Johannisbeeren, Apfelsinen, Brombeeren, Grapefruit, Himbeeren, Kirschen, Mandarinen, Stachelbeeren, Pfirsiche, Pflaumen.
Wegen ihres hohen KH-Gehaltes und Nährwerts haben wir für die Übergewichtigen Bananen (23% KH) und Zwetschgen (20% KH) nicht aufgenommen.

Obstkonserven

Die üblichen Obstkonserven sind mit Kristallzucker gesüßt und deshalb nicht erlaubt. Die Dünstkonserven enthalten nichtgesüßtes Obst und sind somit in geringen Mengen je nach Kalorienstufe für den übergewichtigen Diabetiker geeignet. Auf den Dosen- oder Gläseretiketten sind KH- und Kaloriengehalt verzeichnet. Daneben werden den Diabetikern mit Sorbit oder Fruchtzucker gesüßte Fruchtkonserven angeboten. *Diese sind für Übergewichtige völlig ungeeignet* (s. Diabetiker-Lebensmittel S. 49), für Normalgewichtige und

Insulinbedürftige unter Anrechnung des KH-Gehaltes des Obstes und des Ersatzzuckers (z. B. Sorbit oder Fruchtzucker) erlaubt.

Obstsäfte

Im Geschmack am besten sind die Säfte frisch gepreßter Früchte wie Äpfel, Apfelsinen und Pampelmusen, die mit den im Handel befindlichen ungesüßten Säften dieselben KH-Werte haben. Sie alle müssen, wie es in den Speiseplänen geschieht, mit den KH auf die einzelnen Mahlzeiten verteilt und angerechnet werden (s. Getränke S. 45). Von »Fruchtsaftgetränken« und Fruchtnektar ist abzuraten, weil ihre Zusammensetzung ganz unterschiedlich ist und nicht den Vorschriften von Fruchtsäften unterliegt.

Eiweiß

1 g = 4,1 kcal/17,2 kJ

Man unterscheidet zwischen pflanzlichem und tierischem Eiweiß. Das pflanzliche Eiweiß findet sich in unterschiedlicher, aber geringer Menge in allen Getreidearten wie Hafer, Mais, Roggen, Weizen, in der Kartoffel und in Gemüsen. Es würde bei stärkerer körperlicher Betätigung nicht ausreichen, um den Stoffwechsel des Menschen mit diesem wichtigen Grundnährstoff ausreichend zu versorgen, weshalb tierisches Eiweiß (Milch- und Fleischeiweiß) lebensnotwendig ist. Milcheiweiß ist enthalten in Milch, Quark, Joghurt und Käse (Milchprodukte).

Milch

1 Liter Vollmilch enthält 33,0 g Eiweiß, 38,0 g Fett, 47,0 g KH
= 680 kcal/2845 kJ
In der Bundesrepublik ist die Trinkmilch auf 3,5% Fett eingestellt.
1 Liter 3,5%-Trinkmilch enthält: 33,0 g Eiweiß, 36,0 g Fett, 47 g KH
= 660 kcal/2761 kJ
1 Liter 1,5%-Trinkmilch enthält: 33,0 g Eiweiß, 16,0 g Fett, 47 g KH
= 490 kcal/2050 kJ
1 Liter Magermilch enthält: 35 g Eiweiß, 1,0 g Fett, 48 g KH
= 350 kcal/1464 kJ
Aufgrund des hohen Eiweißanteils erkennt man, wie wertvoll gerade für den Diabetiker die Milch ist. Da sie außerdem relativ viel KH und Fett enthält, ist für den übergewichtigen Diabetiker die normale 3,5%ige Trinkmilch zu fett. Je nach erlaubtem Nährwert muß er sich mit 1,5%iger oder Magermilch zufrieden geben. Bei Zugabe von Milch zu Quark, Soßen usw. beeinträchtigt es auch nicht den Geschmack. Der normalgewichtige Insulinpflichtige kann

Vollmilch trinken, muß aber die KH (in ½ l 23,0 g KH) im Speiseplan anrechnen.
Ganz wichtig sind die Milchprodukte Quark, Joghurt, Käse. Sie alle zeichnen sich durch einen sehr hohen Eiweißgehalt aus, wohingegen der Fettgehalt unterschiedlich ist.

Quark

Im Handel erhältlich sind 2 für den Diabetiker besonders geeignete Quarksorten, die sich durch viel Eiweiß und wenig Fett auszeichnen:

1. Der sogenannte »Magerquark«, von dem
   100 g 13,5 g Eiweiß, 0,25 g Fett, 4,1 g KH enthalten,
   was 77 kcal/322 kJ entspricht,
2. der etwas fettere 20%ige Speisequark, von dem
   100 g 12,7 g Eiweiß, 5,2 g Fett, 3,2 g KH enthalten,
   was 117 kcal/490 kJ entspricht.

100 g Magerquark mit 2 Eßlöffeln 3,5%iger Trinkmilch verrührt als Brotbelag oder zu Pellkartoffeln ist ein angenehmes Essen. Der Quark kann durch frischen Schnittlauch, Zwiebeln, Kümmel oder dgl. schmackhaft gemacht werden.
Der Speisequark (20% Fett i. Tr.) ist mit frischen oder konservierten, nichtgesüßten erlaubten Früchten eine gute Erfrischung. Nachsüßen kann man mit etwas flüssigem Süßstoff. Den Werten des 20%igen Speisequarks entspricht der billige »kernige Frischkäse«, erhältlich u. a. in der Aldi-Kette (s. a. S. 50).

Joghurt

Er ist wie Milch in verschiedenen Fettstufen erhältlich

1. Trinkmilchjoghurt (3,5% Fett) in 100 g:
   3,9 g Eiweiß, 3,7 g Fett, 4,6 g KH,
   was 70 kcal/293 kJ entspricht,
2. Joghurt (1,5%) in 100 g:
   3,5 g Eiweiß, 1,6 g Fett, 4,7 g KH,
   was 50 kcal/209 kJ entspricht,
3. Magermilchjoghurt in 100 g:
   4,3 g Eiweiß, 0,1 g Fett, 4,8 g KH,
   was 39 kcal/163 kJ entspricht.

Für den übergewichtigen Diabetiker sind der 1,5%ige und der Magerjoghurt am besten geeignet. Bei notwendiger stärkerer Abmagerung kommt aber nur der Magerjoghurt in Frage. Der Insulinpflichtige muß die KH mit 5 g in 100 g Joghurt anrechnen. Der käufliche Früchtejoghurt ist mit 11–13 g Kristallzukker für den Diabetiker ungeeignet. Man kann sich aber einen schmackhaften Früchtejoghurt selbst zubereiten.

Herstellung des Diabetiker-Früchtejoghurts

Zu einem Becher Magerjoghurt, der meistens 150 g mit 59 kcal/247 kJ enthält, gibt man 1 Eßlöffel ungesüßtes Obst, z. B. Sauerkirschen, Erdbeeren, Himbeeren o. ä. (dies sind z. B. 4–5 Sauerkirschen mit Saft), durchmischt es, fügt ein paar Tropfen flüssigen Süßstoff hinzu und erhält so einen fast zuckerfreien, kalorienarmen Joghurt, der sich im Geschmack vom zuckergesüßten Früchtejoghurt kaum unterscheidet. Die zuckerfreien Früchte sind auch in Gläsern und Dosen erhältlich. Der Kauf kleiner Gläser ist empfehlenswert, wenn nur ein Diabetiker die Früchte benötigt, da sich die geöffnete Dose schlecht verschließen läßt. Die Haltbarkeit im Eisschrank beträgt im wieder verschlossenen Glas mindestens eine Woche. Auch können ungesüßte Fruchtsäfte statt Früchte verwendet werden (Schneekoppe, Eden). Die Früchte und Säfte sind verhältnismäßig preiswert. Man kann sich auch den Joghurt mit 1,5%iger H-Milch in entsprechenden Geräten (AEG) selbst herstellen.

Käse

Wegen des hohen Fettgehaltes der Wurst ist die Gestaltung des kalten Abendessens schwierig. Neben Fleisch bzw. kaltem Braten sind Milchprodukte wie Quark, Joghurt und Käse besonders geeignet. Die einzelnen Käsesorten haben einen verschieden hohen Fettgehalt. Die auf der Verpackung aufgeführten Prozentzahlen beziehen sich auf die Trockensubstanz (i. Tr.), d. h. auf die Menge Käse, die nach Entfernung des Wassers übrigbleibt. Durchschnittlich kann man annehmen, daß ein 50%-Fett-i.-Tr.-Käse 25 g und ein 40%-Fett-i.-Tr.-Käse 20 g Fett in 100 g enthält. Als Brotbelag ist Weichkäse wie Camembert, Romadur, Briekäse und Schmelzkäse besonders empfehlenswert, weil er leichter auf das Brot zu streichen ist und deshalb keine Butter oder Margarine benötigt wird. Hartkäse, wie Emmentaler und Schnittkäsesorten (Tilsiter) sind trotz höheren Fettgehaltes als alleiniger Brotbelag trokken. Sehr fettarm und gut im Geschmack ist der Hütten- und Jocca-Käse (20% i. Tr.). Beide haben in 100 g Substanz nur 5 g Fett. Mischt man diesen Käse mit einigen ungesüßten Erdbeeren oder Himbeeren aus Dünstkonserven (Schneekoppe, Eden) und süßt mit einigen Tropfen flüssigem Süßstoff nach, erhält man ein angenehmes, kalorienarmes Gericht. Aufgrund des geringen Fettgehaltes ergibt sich als weitere Möglichkeit: auf eine 25-g-Scheibe Brot eine ganz dünne Scheibe (20 g) Salami legen und darüber 2 Teelöffel Hüttenkäse geben. Der Fettgehalt dieses Brotes beträgt 11 g.
Mit anderen Käsesorten kann nach der Austauschtabelle s. S. 128 beliebig variiert werden.

Fett

1 g = 9,3 kcal/38,3 kJ

Der Kalorien-/Joulegehalt des Fettes ist also höher als der der Kohlenhydrate und des Eiweißes. Die beiden letzteren haben nur einen Nährwert von 4,1 kcal/17,2 kJ. Da die älteren Diabetiker meistens übergewichtig sind und somit abnehmen müssen, ist das Fett in der Nahrung zu beschränken. Es wird immer wieder die Frage gestellt, welche Art von Fett für den Diabetiker geeignet ist. Bei Erhöhung des Cholesterins im Blut ist die gute Einstellung der Krankheit die wichtigste Maßnahme; zusätzlich wird das Blutcholesterin unter gewissen Voraussetzungen durch pflanzliche Fette mit mehrfach ungesättigten Fettsäuren gesenkt, die sich in verschiedenen Diätmargarinen und bestimmten Ölen, wie Mais-(Mazola-), Sonnenblumenöl usw. befinden. Beim übergewichtigen Diabetiker können auch die sogenannten Triglyzeride (Neutralfette) erhöht sein. Durch Gewichtsabnahme und gute Einstellung ist eine Senkung dieser Fette möglich. Auch die Diätmargarine ist empfehlenswert, jedoch haben Margarine- und Ölsorten dieselbe Kalorienzahl wie andere Fette. Also auch hier Beschränkung auf die vorgeschlagene Menge!
Bei jedem Diabetiker müsser außer dem Blutzucker auch die verschiedenen Fettarten im Blut untersucht werden.

Butter, Margarine

In 100 g Butter sind 776 kcal/3247 kJ,
in 100 g Margarine 753 kcal/3149 kJ enthalten.

Beide haben also ungefähr die gleich hohe Joule-/Kalorienzahl, so daß auf eine Einhaltung der angeordneten Fettmenge geachtet werden muß. Die Halbfettmargarine hat statt 80% nur 40% Fett und entsprechend weniger Nährwert, ebenso die Milchhalbfettbutter, die den Brotaufstrich, aber nicht das Fett vermehrt. Sie sind wegen des hohen Wassergehaltes und des Eiweißes nur als Aufstrich, nicht zum Braten und Backen geeignet. Im Kühlschrank sind sie haltbar, werden nicht weich und behalten ihren guten Geschmack.

Öle

Den höchsten Nährwert haben die Öle mit 928 kcal/3883 kJ in 100 g, d.h. 10 g haben 93 kcal/389 kJ, was äußerste Sparsamkeit gebietet. Bei notwendiger Abmagerung darf kein Öl in den Salat gegeben werden.

Fleisch

Fleisch hat bekanntlich einen unterschiedlichen Eiweiß- und Fettgehalt. Der Diabetiker darf nur mageres Fleisch essen, wozu vor allem das Kalbfleisch

gehört. Der Fettgehalt des Rindes schwankt zwischen 4 und 24%, je nachdem, um welches Fleischstück es sich handelt. Ähnlich ist es beim Schwein; der Fettgehalt kann dort sogar 50% erreichen. Prinzipiell ist das sichtbare Fett vom Fleisch vor der Zubereitung zu entfernen. Bei verordneter Abmagerung sind nur bestimmte Teile, die auch teurer sind, erlaubt (Tab. 5), wie Schweineschnitzel, Schweinefilet, gekochter Schinken und roher Schinken, von dem das Fett weggeschnitten wurde (Knochenschinken). Innereien wie Herz, Leber, Nieren sind bei allen Tieren mager. Besonders geeignet für die Diabetiker sind Hühner, Hähnchen, Poularden, Wild wie Reh, Hase, Hirsch, Wildschwein usw. Ente und Gans sind fettreich. Bei gemeinsamer Mahlzeit sollte der Diabetiker die Gänse- und Entenbrust essen und die Soße meiden.
Um es dem Diabetiker zu erleichtern, haben wir in den Speiseplänen die Teile des Tieres angegeben, die für die vorgeschlagene Mahlzeit besonders geeignet sind und die die Hausfrau beim Metzger verlangen sollte (Tab. 5). Je mehr Fett ein Fleisch enthält, desto weniger braucht man zum Braten, wie es auch in den Speiseplänen vorgesehen ist. Fast ohne zusätzliches Fett kann Fleisch in der Grillpfanne, in Alufolie, im Römertopf usw. gebraten oder gedünstet werden.
Nicht nur für den Diabetiker ist es zweckmäßig, ein ganzes oder halbes Kalb zu kaufen, es in kleine Teile zerlegen zu lassen und in der Tiefkühltruhe gut bezeichnet bis zum Verbrauch aufzuheben.

Tabelle 5

Fleischsorten			
fettarm	% Fett	fettreich	% Fett
Kalbfleisch	bis 6,3	–	–
Rindfleisch			
Bug (Schulter)	6,2	Blume (Rose)	18,5
Filet	4,4	Brust (Brustkern)	21,1
Kamm Hals (z. Kochen)	6,2	Fehlrippe (Gratstück)	17,0
Keule (Braten, Roulade)	7,1	Fleischdünnung (Weiche)	18,0
Lende (Rostbeef)	10,2	Hochrippe (Schorrippe)	16,5
Rinderhackfleisch	14.0	Rinderzunge	15,9
Rindfleisch in Dosen	13,6		
Tatar (Schabefleisch)	3,0		
Schwein			
Filet	9,9	Keule	22,9
Schnitzel	8,1	Kamm	25,0
Innereien	um 1,0	Koteletts	24,5
Lachsschinken (ohne Fettrand)	7,0	Bug, Vorderschinken	18,0
		Hinterschinken	22,9
		Kasseler	17,0
		Schweinefleisch in Dosen	51,3

Tabelle 5 (Fortsetzung)

Fleischsorten fettarm	% Fett	fettreich	% Fett
Hammel			
Filet	3,4	Lende	13,2
Schnitzel	6,1	Koteletts	32,0
		Keule	18,0
Kaninchen			
im Durchschnitt	7,6		
Geflügel			
Brathuhn	5,6	Ente	17,2
Truthahnkeule	3,6	Gans	31,0
Truthahnbrust	1,0	Suppenhuhn	20,3
Truthahnschnitzel	1,0		
Hühnerschlegel	3,1		
Hühnerbrust, Hähnchenschnitzel	1,0		
Wild, Hirsch, Reh usw.	bis 3,6	–	–

Tabelle 5 zeigt den ganz unterschiedlichen Fettgehalt einzelner Fleischstücke beim Rind, Schwein, Hammel sowie beim Geflügel.

Wurst

Da Diabetiker zu 80% übergewichtig sind und sich mit der Gewichtsabnahme der Diabetes bessert, muß der Zuckerkranke die Pläne mit allen ihren Austauschmöglichkeiten einhalten und darf insbesondere die vorgeschriebene Fettmenge nicht überschreiten. Die größte Gefahr liegt im Wurstverzehr, da die Wurst sehr viel Fett enthält.
So haben:
Geräucherte Würste, Dauerwürste:

100 g Tee- oder Mettwurst	45% Fett mit	483 kcal/2021 kJ,
100 g Deutsche Salami	50% Fett mit	550 kcal/2303 kJ,
100 g Cervelatwurst	43% Fett mit	485 kcal/2028 kJ.

Diese Würste haben also in 100 g 43–50 g Fett.

Brühwürste:

100 g Lyoner	29% Fett mit	329 kcal/1377 kJ,
100 g Fleischwurst	27% Fett mit	316 kcal/1320 kJ,
100 g Blutwurst	38,5% Fett mit	425 kcal/1778 kJ.

Ungefähr denselben Fettgehalt haben Frankfurter, Wiener- und andere Dosenwürstchen (ca. 21% Fett).

Die Kochwürste wie Fleischkäse, Kalbskäse usw. haben einen etwa gleich hohen Fettgehalt. Ein tägliches Abendessen mit diesen Wurstsorten ist wegen des hohen Fettgehaltes nicht möglich. Je geringer der Fettgehalt, desto schlechter ist die Schmierfähigkeit auf dem Brot.
Die sogenannte Kalbswurst, z. B. Kalbsbratwurst, hat gegenüber der Schweinebratwurst weniger Schweinefett. Folgende amtlichen Werte zeigen es:

100 g Kalbsbratwurst	25 g Fett mit	287 kcal/1202 kJ,
100 g Schweinebratwurst	32 g Fett mit	364 kcal/1522 kJ.

Eine fett- und damit nährwertarme Wurst wird im Handel angeboten. Einige Fabriken stellen Fleischerzeugnisse her, die den Diätvorschriften entsprechen, schmackhaft sind und einen Fortschritt in der Diabetesdiät bedeuten. Diese Diäterzeugnisse müssen auf den Dosen neben dem Gesamtinhalt den Gehalt an Eiweiß, Fett, Kohlenhydraten und den Nährwert in kcal/kJ pro 100 g aufweisen. Hierzu gehören eine Kalbssülze (Fa. Lehmann) und fettarme Wurst (Fa. Rademann). Außerdem werden Wurstsorten mit niedrigerem Fettgehalt angeboten. Hierzu gehören Geflügelwurstspezialitäten, die in Einzelhandelsgeschäften, Ladenketten und Supermärkten erhältlich sind. Besonders schmackhaft ist die Geflügelleberwurst, die einen Fettgehalt von 24% gegenüber 41% der normalen Leberwurst hat (s. S. 50).

Fische

Fast alle in den Fischgeschäften erhältlichen frischen Fische sind mager. Dies gilt für Süßwasser- wie für Seefische. Nur der Aal (24,5%), der Hering (14,9%) und besonders der Matjeshering (22,6%) sind fett.
Vorsichtig in der Auswahl sollte man bei geräucherten und konservierten Fischen sein, die meistens einen hohen Fettgehalt haben. Hierzu gehören besonders beliebte Fischsorten.

Fettarme Fische:

100 g	Eiweiß g	Fett g	kcal	kJ
Forelle	20	3	112	469
Schellfisch	18	–	80	335
Rotbarsch	18	4	114	477
Seelachs	18	1	88	368
Karpfen	18	5	125	523
Zander	19	1	94	393
Katfisch	16	3	97	406
Speisekrabben (Garnelen)	19	1	96	402
Miesmuscheln	10	1	72	301

Fettarme, geräucherte Fische:

100 g	Eiweiß g	Fett g	kcal	kJ
Flunder	23	2	121	506
Seelachs	23	1	108	452
Rotbarsch	24	5,5	157	657
Schellfisch	22	0,47	102	427
Seeaal	26	7	182	761
Katfisch	23	4	135	565
Forelle	22	3	115	481

Fettreiche, geräucherte und konservierte Fische:

100 g	Eiweiß g	Fett g	kcal	kJ
Aal	18	29	351	1469
Bückling	21	15	232	971
Heilbutt	17	17	238	996
Makrele	21	15	238	996
Sprotten	19	18	260	1088
Schillerlocke	21	24	323	1351
Hering, mariniert	16,5	16	225	941
Brathering	16	15	234	979
Hering in Gelee	13	13	176	736
Ölsardinen, abgetropft	24	14	235	983

Fertigfischgerichte sind bei Abmagerungen wegen ganz verschieden hohen Fettgehalts nicht geeignet, panierte Fische wegen nicht kontrollierbarer KH nicht empfehlenswert.

Getränke

Eine regelmäßige Flüssigkeitszufuhr ist für den Organismus unerläßlich, da ein großer Teil der »Stoffwechselschlacken« durch den Harn ausgeschieden wird. Die Zufuhr soll ca. 1,5–2,0 l betragen. Die genaue Menge bestimmt der Arzt, wobei besonders die Herz- und Nierenfunktion berücksichtigt werden muß. Bei der Auswahl der für den Diabetiker geeigneten Getränke unterscheiden wir zwischen solchen ohne und mit Alkohol.

Alkoholfreie Getränke

Fruchtsäfte

Für den Erwachsenendiabetiker, der abnehmen soll, sind völlig nährwertfreie Getränke anzuraten, weil alle Säfte, ob Obst- oder Gemüsesaft kcal/kJ enthalten, die bei einer notwendigen täglichen Trinkmenge von ca. 2 Litern einen erheblichen Nährwert und hohe KH-Werte (80–100 g pro Liter) haben. Man kann mit Säften nur einen geringen Teil des Flüssigkeitsbedarfs decken und nur dann, wenn sie bei Gewichtsabnahme auf die Kalorien, bei Insulindiät auf die über den Tag verteilten KH angerechnet werden. Für den Abnehmenden ist es wegen des Sättigungsgefühls besser, frisches Obst als Apfel oder Birne, die länger im Magen bleiben, zu empfehlen. Ähnliches gilt auch für den Insulinpflichtigen: *Werden Fruchtsäfte getrunken, ist es zweckmäßig, sie zur Hälfte mit Mineralwasser zu verdünnen.*

Erlaubt sind mit Anrechnung:

Handelswaren	KH g	BE	kcal	kJ
100 g Apfelsaft	12	1	46	192
100 g Orangensaft	11	1	49	205
100 g Grapefruitsaft	10	1	41	172
100 g schwarzer Johannisbeersaft	13	1	55	230
100 g roter Johannisbeersaft	12	1	50	209
100 g Himbeersaft, frisch	10	1	41	170

Frisch gepreßte Säfte, z. B. Orangensaft, haben dieselben Werte. Sehr gute, ungesüßte Obstsäfte gibt es in Apotheken, Drogerien und Supermärkten. Bei Abmagerung dürfen keine Säfte getrunken werden, vor allem nicht solche, die mit »Diabetikerzucker« gesüßt sind.

Gemüsesäfte

Gemüsesäfte haben einen geringen Nährwert, sind aber nur begrenzt verträglich. Angenehm und nährwertarm ist der Tomatensaft, der in ⅛ l 28 kcal = 117 kJ enthält, aber den Durst wenig löscht. Gut, aber KH-reicher ist der Karottensaft: 200 g Karottensaft = 12 g KH = 1 BE = 54 kcal = 226 kJ.

Andere alkoholfreie Getränke

Um nicht nur mit Tee und Mineralwasser den Durst löschen zu müssen, wurden fast kcal/kJ-freie Erfrischungsgetränke mit Zitronen- und Orangengeschmack in den Handel gebracht, die in Reformhäusern erhältlich sind. Billiger ist die kalorienarme Variante des Coca-Cola, Coke light, das minimale Mengen von Fruchtzucker enthält und im übrigen mit Süßstoff gesüßt ist. Es

kann von jedem Diabetiker ohne Anrechnung auf die KH und die kcal/kJ getrunken werden.
Verboten sind: gesüßter Grapefruitsaft (Dosenware), Sirupe, z. B. Himbeersirup, Traubensaft (18 g Traubenzucker in 100 g), süßer Sprudel.
Erlaubt sind: Für den insulinpflichtigen mageren Diabetiker unter Anrechnung mit Sorbit und Fruchtzucker gesüßte Säfte.

Alkoholhaltige Getränke

Der mäßige Genuß von Alkohol ist für den Diabetiker, der zum Übergewicht neigt, ein Nährwertproblem.

1 g Alkohol	entspricht	7,1 kcal/ 28,7 kJ
¼ l Weißwein	entspricht	175 kcal/732 kJ
¼ l Rotwein	entspricht	165 kcal/690 kJ
¼ l Wein	entspricht	im Nährwert 70 g Brot.

Beim Alkoholgenuß ist also Zurückhaltung geboten!

Wein

Es gibt durchgegorene, sogenannte trockene Weine, die in 1 Liter 9 g, früher 4 g, Restzucker enthalten dürfen und Diabetikerweine, bei denen auf dem Rückenetikett der Gehalt an Zucker, Alkohol und kcal/kJ angegeben ist und der KH-Gehalt 4 g in 1 l nicht überschreiten soll. Diabetikerweine gibt es aus allen deutschen Weinbaulagen.
Alle alkoholischen Getränke müssen wie Obstsäfte in den täglichen erlaubten kcal/kJ-Plan einbezogen werden. Hier mal 1 Glas Wein, dort 1 Obstsaft oder 1 Kognak macht einen Gewichtsverlust unmöglich und führt zu einem Scheitern aller ärztlichen Bemühungen. Deshalb sind alkoholische Getränke bei der Abmagerungskur nicht erlaubt. Ist das Sollgewicht erreicht, ist im Rahmen der erlaubten kcal/kJ der Genuß von alkoholischen Getränken nicht verboten.

Es sind enthalten in:				Alkohol
1 Fl. Diätpils 0,33 l	2,5 g KH	= ⅕ BE	88 kcal/ 372 kJ	10 g
¼ l Weißwein, leichte Qualität	1,5 g KH	–	175 kcal/ 732 kJ	21 g
¼ l Rotwein, leichte Qualität	1,2 g KH	–	165 kcal/ 690 kJ	20 g
¼ l Diabetikerwein	0,5 g KH	–	167 kcal/ 698 kJ	20,5 g
1 Weinbrand (= 2 cl)	–	–	50 kcal/ 209 kJ	7 g
1 Obstwasser (= 2 cl)	–	–	56 kcal/ 234 kJ	8 g

1 Branntwein (Korn) (= 2 cl)	–		–	53 kcal/ 222 kJ	7	g
1 Whisky (= 4 cl)	–		–	100 kcal/ 418 kJ	14	g
1 Sekt 0,1 l (Piccolo)	3	g KH		84 kcal/ 351 kJ	9	g
½ Fl. Sekt 0,375 l	12	g	½ BE	315 kcal/1318 kJ	33	g
¼ l Apfelwein	–		–	115 kcal/ 481 kJ	12	g

Der Apfelwein ist frei von Zucker und hat den geringsten Alkoholgehalt (4,9% gegenüber Weißwein von 7%). Gegen den Durst ist er, zur Hälfte mit Mineralwasser vermischt, mit 60 kcal/240 kJ in ¼ l ein angenehmes Getränk. *Verboten* sind: Liköre (Alkohol und Kristallzucker), Süßweine, Aperitifs, die üblichen Biere (Malz).

Süßungsmittel

Ungefähr 50% der Diabetiker wünschen Süßungsmittel (Mehnert u. Schöffling 1984), vor allem für Marmelade, Kaffee, Früchte usw. Zur Süßung kommen in Frage:
Sorbit (Sionon), Fruchtzucker (Fruktose), Xylit und die sogenannten Süßstoffe Cyclamat, Saccharin und Mischungen von beiden.

Sorbit, Fruchtzucker

Die meisten Diabetikermarmeladen und auch Früchte sind mit Sorbit und/oder Fruchtzucker gesüßt. Die handelsüblichen Marmeladen für Gesunde werden nicht nur wegen des besseren Geschmacks, sondern auch wegen der Haltbarkeit mit dem für den Diabetiker verbotenen Kristallzucker gesüßt. Wie jede Hausfrau weiß, würde Marmelade ohne Zucker gären. Da der Diabetiker aber keinen Rohrzucker essen darf, mußte ein anderer Zucker, der die Marmelade süßt, die Gärung verhindert und für den Diabetiker verträglich ist, gefunden werden. Dies sind die Zuckerersatzstoffe Sorbit und Fruchtzucker. Fast alle Früchte, die im Haushalt als Marmelade Verwendung finden, können von den Diabetikern mit diesen beiden Mitteln gesüßt werden. Der Geschmack ist annähernd gleich gut wie bei der Normalmarmelade. Diese beiden Süßungsstoffe haben in kleinen Mengen keinen ungünstigen Einfluß auf den Diabetes. Jedoch sind diese Marmeladen nicht kalorienarm! Es gibt auch solche, die durch Zusatz von Süßstoffen weniger Zuckeraustauschstoffe und dadurch weniger KH enthalten. Sorbit wie Fruchtzucker haben denselben Kaloriengehalt wie der gewöhnliche Zucker und müssen voll auf die täglich erlaubten KH und kcal/kJ angerechnet werden. Außer bei Marmelade besteht kein Bedürfnis für Sorbit (Sionon) und Fruchtzucker (s. auch Diabetiker-Lebensmittel S. 49).
Sorbit kann bei Verbrauch größerer Mengen in Marmeladen und Obst zu

Durchfällen führen, bei älteren Menschen schon allein durch etwas zuviel Marmelade. Bei Durchfällen sollte man deshalb an diese Ursache denken. Normalerweise werden 30–40 g täglich von beiden vertragen.

Süßstoffe

Cyclamat (Natriumcyclamat), Saccharin (Saccharin-Natrium), Mischpräparate sind kalorienfrei und können zur Süßung verwendet werden beim Frühstück zum »Zuckern« von Kaffee oder Tee, zum Süßen von Kompott, Dünstkonserven und Früchtejoghurt (s. S. 39), selten von Salaten. Diese Süßstoffe sind als Tabletten oder in flüssiger Form im Handel. Spezialisten für die Diabetikerbehandlung sind der Ansicht, daß auf die Süßung soweit wie irgend möglich verzichtet werden sollte, da sie im täglichen Leben die Gefahr berge, auf mit Zucker gesüßte Spezialitäten überzugehen.

Diabetiker-Lebensmittel

Bei der Empfehlung von Diabetiker-Lebensmitteln muß man zwischen übergewichtigen älteren (80%) und normalgewichtigen jüngeren und älteren (20%) Diabetikern unterscheiden. Die weitaus größere Zahl ist also übergewichtig. Eine Besserung ihrer Krankheit ist nur durch Gewichtsminderung möglich. Außer den ärztlichen Bemühungen und einer zeitraubenden Beharrlichkeit des Arztes, den Patienten von der Notwendigkeit einer Abmagerung zu überzeugen, die oft als lästig empfunden wird, kann auch die Lebensmittelindustrie helfen. Den Ärzten der Diabetiker ist voll bewußt, daß für die Marmeladen die Austauschstoffe Sorbit und Fruchtzucker unersetzlich sind, die aber voll auf die KH und BE anzurechnen sind. Auf allen Gläsern und Dosen von Marmelade und Obst, die mit Ersatzzucker gesüßt sind, steht auf den Schildern der Gehalt an Zucker und Ersatzzucker sowie kcal/kJ. Nach dem Brotaufstrich ist die Obstkonserve das Wichtigste, wenn frische Ware nicht erhältlich ist.

Für die weitaus größte Zahl der Diabetiker sollte die Frucht und der Saft des Obstes, wenn überhaupt nötig, nur mit Süßstoff gesüßt gegessen werden, weil sie durch die Ersatzzucker unnötig kalorienreich werden. Spezial-Keks, -Zwieback, -Erfrischungswaffeln usw. sind nicht nur unnötig, sondern schädlich. Sie alle enthalten Ersatzzucker und Fett. Der magere, meist insulinpflichtige Diabetiker kann hin und wieder etwas Diabetikerschokolade oder andere Spezialitäten essen. Aber auch der magere Diabetiker muß bedenken, daß diese Zuckerersatzstoffe, wenn auch langsamer, in den Stoffwechsel übergehen. Von größter Bedeutung für den übergewichtigen Diabetiker sind also zuckerfreie Konserven, ebensolche Obst- und Gemüsesäfte. Suppen kann die Hausfrau für den Diabetiker selbst kochen (s. S. 53).

Die Wurst ist wegen des hohen Fettgehaltes der Feind des Übergewichtigen, besonders wenn er Diabetiker ist. Es ist schon lange das Bemühen der Lebensmittelindustrie, eine fettärmere Wurst und auch einen entsprechenden Käse auf den Markt zu bringen. Die Schwierigkeit ist, daß die Schmierfähigkeit, d. h. das Auftragen der Wurst auf das Brot darunter leidet. In der Hauptsache ist das leichte Aufstreichen durch den mehr oder minder hohen Gehalt der Wurst an Schweinefett bedingt.

Wir wollen einige Firmen nennen, die fettarme Wurstwaren und Käse herstellen:

Erhältlich in Einzelhandelsgeschäften und Großmärkten,

Union Lebensmittelwerke, Hamburg

fettarm	*fettreich* (Normalwurst)
Teewurst 25% ± 5% Fett (310 kcal/1298 kJ)	Braunschweiger Mettwurst 45% Fett (483 kcal/2020 kJ)
Landleberwurst 20% ± 5% Fett (260 kcal/1090 kJ)	Rügenwalder Teewurst (540 kcal/2260 kJ)
Kalbsleberwurst 20% ± 5% Fett (260 kcal/1090 kJ)	Leberwurst 41% Fett (449 kcal/1881 kJ)

Fa. Lehmann, 771 Donaueschingen: Kalbssülze, 200-g-Dosen

Gutfried, Gut Friedrichsruh, Gebr. Nölke, 4803 Steinhagen/Westf.
Geflügelleberwurst 25% ± 5% Fett; in 100 g
Eiweiß 14% 300 kcal/1260 kJ

Gebrüder Lechner GmbH, 8152 Großhöhenrain
Truthahn-Jagdwurst 10% ± 5% Fett
Truthahn-Gelbwurst 20% ± 5% Fett

Bayernland, Molkerei-Käse-Zentrale Süd, 8500 Nürnberg
Kerniger Frischkäse 20% Fett i. Tr., ähnlich Hüttenkäse
(billiger: Aldi, andere Großmärkte)

Union Deutsche Lebensmittelwerke GmbH, 2000 Hamburg

Schmelzkäse:	Holländer Scheiben 100 g:	233 kcal/975 kJ
	Allgäuer Scheiben (12% Fett i. Tr.) 100 g:	233 kcal/975 kJ
	Schmelzli 100 g: 18 E, 8 KH	190 kcal/790 kJ
	Kräuter 100 g: 18 E, 8 KH	190 kcal/790 kJ

Diabetes-Fertiggerichte:
Menü Daheim GmbH, Heidelberg 7, Hamburg 60, mit 23 Filialen
Apetito, Karl Düsterberg KG, Sandkampstr. 142, 4440 Rheine, mit zahlreichen Niederlassungen

Verschiedene Hersteller

Halbfettmargarine:	10 g 4% Fett	31 kcal/155 kJ
Halbfettbutter:	10 g 4% Fett	40 kcal/167 kJ

Getränke: Coca-Cola light: kalorienarm
1 Liter: 50 kcal/210 kJ gesüßt mit Saccharin,
geringen Mengen Fruktose

Vorratshaltung für Diabetiker

Hat der Zuckerkranke einen Garten oder ein Landstück, sollte er Obst und Gemüse anpflanzen, die seiner Krankheit zuträglich sind. Bei großer Ernte oder bei Obst- und Gemüseschwemme ist eine Konservierung durch Einkochen oder Einfrieren günstig. Grüne Bohnen, Grünkohl, Kohlrabi, Spinat, Rosenkohl usw. halten sich unter Tiefkühlung hervorragend. Für Früchte, die nur kurze Zeit auf dem Markt sind, wie Erdbeeren, Himbeeren, Johannisbeeren gilt dasselbe. Gerade das Obst ist für die Quark- und Joghurtspeisen unersetzlich, jedoch ist nicht alles Obst für die Tiefkühlung geeignet. Hier hat die Industrie durch Angebot von konservierten ungesüßten Früchten die Lücken gesehen und geschlossen. Beim Einkauf der ungesüßten Früchte sollte man wegen der Haltbarkeit (bei nur einem Diabetiker in der Familie) kleine Gläser kaufen. Dasselbe gilt für die Portionierung in der Gefriertruhe. Auf das Einkaufen größerer, preisgünstigerer Kalbfleischmengen (eines ganzen oder halben Kalbes) haben wir bereits hingewiesen. Auch hier muß der Hausmetzger kleine Teile einpacken.

Gestaltung der Mahlzeiten nach dem Diätbuch

Wenn der Diabetiker den Text genau gelesen hat, weiß er, worauf es bei der Diabetesdiät ankommt. Bei den übergewichtigen auf Zuckergehalt und Nährwert des Essens, bei den meist normalgewichtigen sich Insulin einspritzenden Diabetikern auf genaue Einhaltung der KH-Menge zur verordneten Zeit. Zum Abnehmen helfen die Speisepläne mit täglichen 1000–1200 Kalorien. Es wird ein Hungergefühl auftreten, das ertragen werden muß. Trinken von einem Glas Tee oder kohlensäurefreiem Wasser hilft, es zu überwinden. Die kalorienfreie Flüssigkeitszufuhr soll mindestens 2 Liter betragen. Jeden Morgen muß das Gewicht kontrolliert und aufgeschrieben werden. Die Waage steht am besten im Schlaf- oder Badezimmer. Am erfolgreichsten ist das Fasten in Gesellschaft mit einem Leidensgenossen, der gar nicht Diabetiker zu sein braucht, sondern nur seines Gewichtes wegen abnehmen muß. Der Fastende sollte nach der Mahlzeit sofort aufstehen und sich nicht zu weiterem Essen verleiten lassen. Dazu gehört Willenskraft, die aber dadurch belohnt wird, daß sich nicht nur die Zuckerkrankheit, sondern auch die Begleitkrankheiten wie hoher Blutdruck und Atembeschwerden bessern. Das Treppensteigen und der Spaziergang am Berg sind nicht mehr so mühevoll.

Die Speisepläne sind nach dem täglichen Nährwertbedarf gestaffelt und reichen von 1000 kcal/4184 kJ bis 2800 kcal/11720 kJ. Zu jeder Stufe gehören das 1. und 2. Frühstück, Nachmittags- und Spätmahlzeit, sowie die Mittag- und Abendessen. Der Diabetiker soll also häufiger am Tag essen, um die Nahrungszufuhr gleichmäßig zu verteilen. Das gilt vor allem für den Insulinpflichtigen.

In allen Mahlzeiten ist für jedes Nahrungsmittel der Gehalt an Eiweiß, Fett und Kohlenhydraten sowie Kalorien bzw. Joule angegeben, damit der Diabetiker kennen lernt, was er ißt.

Die Kohlenhydrate (KH) sind bei den Nahrungsmitteln wie Brot, Kartoffeln, Hülsenfrüchte usw. in Broteinheiten (1 BE = 12 g KH) und Gramm (g) angegeben. Der Austausch von Butter bei den Zwischenmahlzeiten mit Wurst oder Käse ist auch in Tabellen übersichtlich zusammengefaßt. Beim Gemüse unterscheidet man je nach Höhe des KH-Gehaltes 4 Gruppen. In jeder einzelnen kann untereinander ausgetauscht werden. Beispielsweise steht hinter Rotkraut »Austauschtabelle Gruppe 2 S. 125«, d.h. statt des Rotkrauts können alle Gemüse der Gruppe 2 gegessen werden.

Wir verweisen die Insulinpflichtigen zusätzlich auf die Kohlenhydrat- und Fett-Austauschtabelle der Deutschen Diabetes-Gesellschaft (Thieme, Stuttgart 1982).

Suppen

Suppen sind in den Speiseplänen nicht enthalten. Grundsätzlich sind Suppen gestattet, wenn sie fast kohlenhydrat- und fettfrei sind. Bei Übergewicht und Herzerkrankungen sollten Suppen nur ausnahmsweise erlaubt werden. Man verwendet Gemüse-, Fleisch- und Knochenbrühe. Von der kalten Brühe nimmt man das Fett ab. Als Einlage dienen kohlenhydratarme Gemüse, Küchenkräuter und unter Umständen wenig Eierstich.
Wir raten von der täglichen Suppe ab und gestatten sie aus besonderem Anlaß.

Vorspeisen

Vorspeisen sind in den Speiseplänen nicht enthalten. Will man sie essen, müssen die kcal/kJ an anderer Stelle eingespart werden. Läßt man beim Nicht-Insulinpflichtigen zum Mittagessen das Gemüse weg, kann man als Vorspeise einen bunten Salat aus verschiedenen groben Salaten ohne Öl mit Magerjoghurt, Zwiebeln, Apfelessig usw. zubereiten (s. S. 25). Er sättigt und enthält nur wenige KH und 50–60 kcal.

Mittag- und Abendessen

Für die verschiedenen Nährwertstufen haben wir 40 Mittag- und Abendessen aufgestellt, die in jeder Stufe untereinander ausgetauscht werden können.
Die Gerichte sind so gestaltet, daß auch Nichtdiabetiker der Familie dasselbe essen können. Auch für Übergewichtige, die keine Diabetiker sind, aber abnehmen sollen, sind diese Speisepläne geeignet. Es ist möglich, mittags mehr von dem erlaubten Fleisch oder Fisch zuzubereiten, und dieses Fleisch als kalten Braten, Fleischsalat oder den Fisch als Fischsalat, wie in unseren Speiseplänen vorgesehen, abends zu essen. Zu Beginn der Diätbehandlung müssen die Brot- und Kartoffelmengen abgewogen werden. Bei Abmagerung ist das Gewicht der Wurst und des Käses einzuhalten.
Wir weisen die Übergewichtigen besonders auch hier auf unsere Joule/Kalorien-Austauschtabellen hin, mit denen die morgendliche und abendliche Butter auch bei der Abmagerungskur gegen Wurst und Käse ausgetauscht werden können.
Den Insulinpflichtigen sind die Kohlenhydrat- und Fett-Austauschtabellen der Deutschen Diabetes-Gesellschaft (Thieme, Stuttgart 1982), zusätzlich zu empfehlen.

Achtung Diabetiker!

Die Zuckerkranken werden durch den Deutschen Diabetiker-Verband e. V., eine uneigennützige Organisation unterstützt. Sie arbeitet eng mit der Deutschen Diabetes-Gesellschaft, einer Vereinigung der Diabetesspezialisten, zusammen und gibt eine eigene Zeitschrift, das »Diabetes-Journal«, heraus, die den Diabetiker von kompetenter Seite über aktuelle Diabetesprobleme unterrichtet.

Anschrift: Deutscher Diabetiker-Verband e. V.
Hahnbrunner Str. 46
6750 Kaiserslautern

Speisepläne

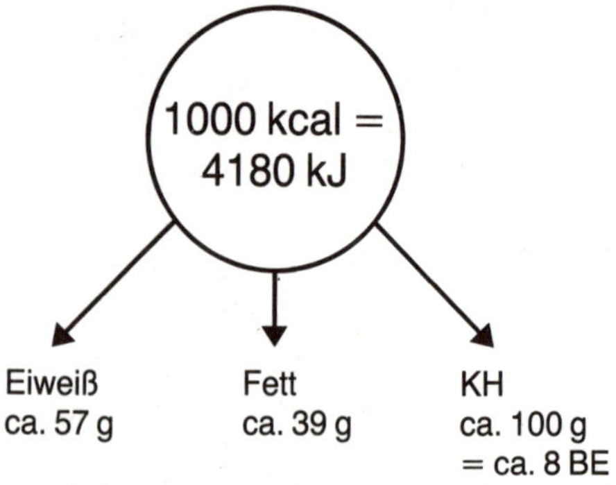

Gleichbleibende Mahlzeiten (Standard)
für 1000 kcal = 4180 kJ

Nährwerteinheit: 1 kcal = 4,1 kJ
1 BE = 1 Broteinheit = 12 g KH

Mahlzeiten	BE	Eiweiß g	Fett g	KH g	Nährwert kcal	Nährwert kJ	Änd. d. beh. Arztes
1. Frühstück							
Kaffee oder Tee							
25 g = 1 BE Mischbrot	1	2	—	13	63	264	
5 g Butter		—	4	—	39	163	
oder 20 g Schmelzkäse 20% Fett i. Tr.		(3)	(2)	(—)	(39)	(163)	
oder 30 g Speisequark 20% Fett i. Tr.		(4)	(2)	(1)	(35)	(146)	
2. Frühstück							
100 g = 1 BE Apfel *oder* Obst nach Austauschtabelle S. 124	1	—	—	13	55	230	
oder 100 g Apfelsaft		(—)	(—)	(12)	(46)	(192)	
oder 200 g Tomatensaft		(2)	(—)	(8)	(43)	(180)	
Nachmittag wie 2. Frühstück	1	—	—	13	55	230	
Spätmahlzeit							
150 g = 1 BE Früchtejoghurt	1	5	—	7	55	243	
oder Apfel, gedünstet							
100 g Apfel		(—)	(—)	(13)	(55)	(230)	
10 g Diabetikerkonfitüre		(—)	(—)	(5)	(24)	(100)	
oder 100 g Apfel oder anderes Obst nach Austauschtabelle S. 124		(—)	(—)	(13)	(55)	(230)	
Gesamtsumme:	4	7	4	46	267	1130	

Mittag- und Abendessen wie Speiseplan Nr. 1–20 bei 1200 kcal/5020 kJ S. 58–70.

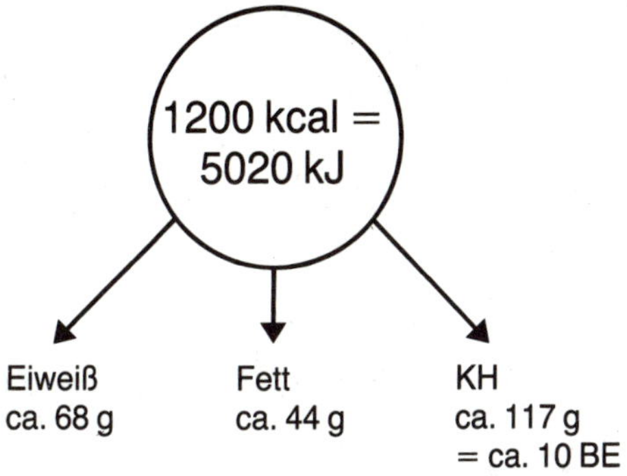

Gleichbleibende Mahlzeiten (Standard)
für 1200 kcal = 5020 kJ

Nährwerteinheit: 1 kcal = 4,1 kJ
1 BE = 1 Broteinheit = 12 g KH

Mahlzeiten	BE	Eiweiß g	Fett g	KH g	Nährwert kcal	Nährwert kJ	Änd. d. beh. Arztes
1. Frühstück							
Kaffee oder Tee							
10 g Dosenmilch 10% Fett		1	1	1	18	75	
25 g = 1 BE Mischbrot	1	2	—	13	63	264	
10 g Butter *oder* Wurst *oder* Käse nach Austauschtabelle S. 125		—	8	—	78	326	
50 g Quark, mager		7	—	2	39	163	
2 Eßl. Trinkmilch 3,5% Fett		1	1	1	21	88	
20 g = 1 BE Diabetiker-Konfitüre	1	—	—	10	44	184	
Summe:	2	11	10	27	263	1100	
oder							
¼ l Trinkmilch 3,5% Fett	(1)	(8)	(9)	(12)	(165)	(690)	
25 g = 1 BE Mischbrot	(1)	(2)	(—)	(13)	(63)	(264)	
5 g Butter *oder* Margarine		(—)	(4)	(—)	(39)	(163)	
	(2)	(10)	(13)	(25)	(267)	(1117)	
2. Frühstück							
100 g = 1 BE Apfel *oder* Obst – Austauschtabelle S. 124 roh oder als Kompott	1	—	—	13	55	230	
Nachmittag wie 2. Frühstück	1	—	—	13	55	230	
Spätmahlzeit							
150 g Joghurt 3,5% Fett	1	5	5	7	99	414	
Gesamtsumme:	5	16	15	60	472	1974	

1200 kcal/5020 kJ

1

	BE	Eiweiß g	Fett g	KH g	Nähr-wert kcal	Nähr-wert kJ	Änd. d. beh. Arztes
Gleichbleibende Mahlzeiten	5	16	15	60	472	1974	
Mittagessen: *Kalbsleber, gebraten*							
100 g Kalbsleber		19	4	4	139	582	
10 g Öl		—	10	—	93	389	
130 g = 2 BE Kartoffeln, gekocht oder Kartoffelpüree S. 123, grüne Salate		3	—	24	113	473	
Summe:	ca. 2	22	14	28	345	1444	
oder *Kalbsgulasch:*							
100 g Kalbfleisch (Bug) (roh: 130 g)							
10 g Öl							
130 g = 2 BE Kartoffeln, gekocht							
200 g Kohlrabi oder Gemüse-Austauschtabelle Gruppe 1, S. 125	(3)				(376)	(1573)	
Abendessen: *Hühnerbraten, kalt*							
100 g Huhn (Keule) (roh: 130 g)		21	3	—	120	502	
5 g Öl		—	5	—	46	192	
130 g = 2 BE Kartoffeln, gekocht als Salat mit Essig, Zwiebeln und		3	—	24	113	473	
5 g Öl, grüne Salate		—	5	—	46	192	
Summe:	2	24	13	24	325	1359	
oder *Kalbsbraten, kalt:*							
100 g Kalbfleisch (Keule) (roh: 130 g)							
5 g Öl							
50 g = 2 BE Mischbrot							
10 g Butter, Gurke, Tomate	(2)				(356)	(1489)	
Gesamtsumme:	ca. 10	62	42	112	1142	4777	

2

	BE	Eiweiß g	Fett g	KH g	Nähr-wert kcal	Nähr-wert kJ	Änd. d. beh. Arztes
Gleichbleibende Mahlzeiten	5	16	15	60	472	1974	
Mittagessen: *Kalbsschnitzel*							
100 g Kalbschnitzel		21	2	—	108	452	
10 g Öl		—	10	—	93	389	
130 g = 2 BE Kartoffeln, gekocht		3	—	24	113	473	
200 g Blumenkohl oder Gemüse-Austauschtabelle Gruppe 1 S. 124		5	1	8	56	234	
Summe:	ca. 2½	29	13	32	370	1548	
oder *Rindsroulade:*							
100 g Rindfleisch (Keule) (roh:120 g)							
5 g Öl, Zwiebeln, Gurke, Paprika							
130 g = 2 BE Kartoffeln, gekocht							
200 g Blumenkohl oder Gemüse-Austauschtabelle Gruppe 1, S. 124	(ca. 2½)				(375)	(1569)	

1200 kcal/5020 kJ	BE	Eiweiß g	Fett g	KH g	Nährwert kcal	Nährwert kJ	Änd. d. beh. Arztes
2 (Fortsetzung)							
Abendessen: *Wurst und Quark*							
40 g Fleischwurst		5	11	—	126	527	
80 g Hüttenkäse		12	4	2	99	414	
50 g = 2 BE Mischbrot, grüne Salate		3	—	26	126	527	
Summe:	2	20	15	28	351	1468	
oder *Marinierter Hering:*							
100 g marinierter Hering							
50 g Apfel							
50 g = 2 BE Mischbrot							
10 g Butter, grüne Salate	(2)				(428)	(1790)	
Gesamtsumme:	ca. 10	65	43	120	1193	4990	

	BE	Eiweiß g	Fett g	KH g	Nährwert kcal	Nährwert kJ	Änd. d. beh. Arztes
3							
Gleichbleibende Mahlzeiten	5	16	15	60	472	1974	
Mittagessen: *Kalbsroulade*							
100 g Kalbsroulade (Schnitzel) Zwiebeln, Gurke, Paprika, Tomate		21	2	—	108	452	
10 g Öl		—	10	—	93	389	
200 g Brokkoli oder Gemüse-Austauschtabelle Gruppe 1, S. 124		7	—	9	65	272	
130 g = 2 BE Kartoffeln, gekocht		3	—	24	113	473	
Summe:	ca. 3	31	12	33	379	1586	
oder *Hühnerkeule, gebraten:*							
100 g Huhn (Keule) (roh: 130 g)							
5 g Öl							
130 g = 2 BE Kartoffeln, gekocht							
200 g Kohlrabi oder Gemüse-Austauschtabelle Gruppe 1, S. 124	(3)				(355)	(1485)	
Abendessen: *Rindfleischsalat*							
100 g Rindfleisch (Kamm) (roh: 130 g)		19	6	—	144	602	
50 g Apfel		—	—	6	27	115	
50 g Joghurt 3,5% Fett		2	2	2	35	146	
5 g Sahne 10% Fett, Gurke Tomate, Paprika		—	1	—	6	27	
3 = 2 BE Knäckebrot (30 g), als Belag 20 g Tomatenketchup,		3	—	23	114	480	
grüne Salate		—	—	5	21	88	
Summe:	3	24	9	36	347	1458	
oder *Gemischter Aufschnitt:*							
50 g gekochter Schinken							
50 g = 2 BE Mischbrot							
10 g Butter, Gurke, Tomate, grüne Salate							
20 g Camembert 45% Fett i. Tr.	(2)				(372)	(1556)	
Gesamtsumme:	11	71	36	129	1198	5018	

1200 kcal/5020 kJ

4

	BE	Eiweiß g	Fett g	KH g	Nährwert kcal	Nährwert kJ	Änd. d. beh. Arztes
Gleichbleibende Mahlzeiten	5	16	15	60	472	1974	
Mittagessen: *Kalbskotelett*							
100 g Kalbskotelett (roh: 125 g)		21	3	—	122	510	
10 g Öl		—	10	—	93	389	
200 g Bohnen, grün oder Gemüse-Austauschtabelle Gruppe 2, S. 125		4	1	10	66	276	
130 g = 2 BE Kartoffeln (gekocht)		3	—	24	113	473	
Summe:	ca. 3	28	14	34	394	1648	
oder *Deutsches Beefsteak:*							
120 g gehacktes Rindfleisch							
½ Ei, 5 g Öl,							
130 g Kartoffeln, gekocht = 2 BE							
200 g Spinat oder Gemüse-Austauschtabelle Gruppe 1, S. 124	(2½)				(413)	(1727)	
Abendessen: *Kalbssülze*							
125 g Kalbssülze (s. S. 43, 50)		25	5	—	150	627	
50 g = 2 BE Mischbrot		3	—	26	126	529	
10 g Butter, Zwiebel, Gurke, Tomate Paprika, grüne Salate		—	8	—	78	326	
Summe:	2	28	13	26	354	1482	
oder *Ochsenzunge, gepökelt:*							
100 g Ochsenzunge, gepökelt (roh: 140 g)							
50 g = 2 BE Mischbrot							
10 g Butter, Tomate, grüne Salate	(2)				(426)	(1788)	
Gesamtsumme:	10	72	42	120	1220	5104	

5

	BE	Eiweiß g	Fett g	KH g	Nährwert kcal	Nährwert kJ	Änd. d. beh. Arztes
Gleichbleibende Mahlzeiten	5	16	15	60	472	1974	
Mittagessen: *Rindfleischeintopf*							
100 g Rindfleisch (Kamm) (roh: 130 g)		19	6	—	144	602	
130 g = 2 BE Kartoffeln, gekocht		3	—	24	113	473	
200 g Schnittbohnen oder Gemüse-Austauschtabelle Gruppe 2, S. 125		5	1	10	68	284	
Summe:	3	27	7	34	325	1359	
oder *Spiegeleier mit Spinat:*							
2 Eier, 10 g Margarine							
130 g = 2 BE Kartoffeln, gekocht							
200 g Spinat	ca. (3)				(407)	(1703)	

1200 kcal/5020 kJ	BE	Eiweiß g	Fett g	KH g	Nährwert kcal	Nährwert kJ	Änd. d. beh. Arztes
5 (Fortsetzung)							
Abendessen: *Fleischsalat*							
100 g Kalbfleisch, gekocht		21	2	—	106	444	
50 g Apfel		—	—	6	27	113	
50 g Joghurt, mager		2	—	2	39	163	
5 g Sahne 30% Fett		—	2	—	16	70	
50 g = 2 BE Mischbrot		3	—	26	126	529	
10 g Butter, grüne Salate		—	8	—	78	326	
Summe:	ca. 3	26	12	34	392	1645	
oder *Quarkmahlzeit*							
100 g Magerquark							
50 g Trinkmilch 3,5% Fett							
30 g = 2 BE Knäckebrot (3 Scheiben)							
20 g Butter, Zwiebel, Kümmel, evtl. Süßstoff, grüne Salate	(2½)				(380)	(1589)	
Gesamtsumme:	ca. 10	69	34	128	1189	4978	
6							
Gleichbleibende Mahlzeiten	5	16	15	60	472	1974	
Mittagessen: *Hühnerfrikassee*							
100 g Hühnerfleisch (Schlegel) (roh: 125 g)		21	3	—	120	502	
1 Eigelb		3	6	—	75	314	
10 g Sahne 30% Fett, Brühe, Zitrone, Kapern		—	3	—	32	134	
30 g = 2 BE Reis		2	—	24	110	460	
200 g Spargel (Dose) oder Gemüse-Austauschtabelle Gruppe 1, S. 124		4	1	5	38	159	
Summe:	ca. 2	30	13	29	375	1569	
oder *Rinderleber, gebraten:*							
100 g Rinderleber							
10 g Öl, 50 g Apfel oder Zwiebel							
130 g = 2 BE Kartoffeln, gekocht oder 30 g Reis, grüne Salate	(3½)				(366)	(1531)	
Abendessen: *Leberknödel*							
50 g Rinderleber		10	2	3	70	291	
50 g Rindfleich (Keule) (roh: 130 g)		10	4	—	80	332	
½ Ei		4	3	—	50	209	
3 g Paniermehl		—	—	2	8	33	
130 g = 2 BE Kartoffeln, gekocht		3	—	24	113	473	
200 g Sauerkraut		3	1	8	52	218	
Summe:	3	30	10	37	373	1556	
oder *Bündner Fleisch und Käse:*							
30 g Bündner Fleisch							
30 g Edamer Käse 30% Fett i. Tr.							
50 g = 2 BE Mischbrot							
10 g Butter oder Margarine	(2½)				(367)	(1535)	
Gesamtsumme:	10	76	38	126	1220	5099	

1200 kcal/5020 kJ

7

	BE	Eiweiß g	Fett g	KH g	Nährwert kcal	Nährwert kJ	Änd. d. beh. Arztes
Gleichbleibende Mahlzeiten	5	16	15	60	472	1974	
Mittagessen: *Rinderfilet*							
100 g Rinderfilet		19	4	—	126	527	
10 g Öl		—	10	—	93	389	
130 g = 2 BE Kartoffeln, gekocht		3	—	24	113	473	
200 g Spinat oder Gemüse-Austauschtabelle Gruppe 1, S. 124		5	1	7	52	218	
Summe:	2½	27	15	31	384	1607	
oder *Krautwickel (Bratofen):*							
100 g Rindfleisch (Schabefleisch)							
½ Ei, 5 g Paniermehl							
130 g = 2 BE Kartoffeln, gekocht							
einige Krautblätter	(2)				(343)	(1435)	
Abendessen: *Krabbencocktail*							
100 g Krabbenfleisch		19	1	—	96	402	
30 g Kaffeesahne 10% Fett		—	3	1	38	159	
einige Mandarinenstücke oder Champignons							
50 g = 2 BE Toastbrot		3	—	25	126	529	
10 g Butter, grüne Salate		—	8	—	78	326	
Summe:	2	22	12	26	338	1416	
oder *Heringsfilet in Tomatensauce:*							
100 g Heringsfilet (Dosenware)							
50 g = 2 BE Mischbrot							
10 g Butter, grüne Salate	(2)				(421)	(1761)	
Gesamtsumme:	ca. 10	65	42	117	1194	4997	

8

	BE	Eiweiß g	Fett g	KH g	Nährwert kcal	Nährwert kJ	Änd. d. beh. Arztes
Gleichbleibende Mahlzeiten	5	16	15	60	472	1974	
Mittagessen: *Gemüseeintopf*							
100 g Rindfleisch (Kamm) (roh: 130 g)		19	6	—	144	602	
130 g = 2 BE Kartoffeln		3	—	24	113	473	
Blumenkohl, Kohlrabi, Lauch		3	—	12	76	318	
Summe:	3	25	6	36	333	1393	
oder *Leberkäse:*							
100 g Leberkäse (beschichtete Pfanne)							
130 g = 2 BE Kartoffeln, gekocht, grüne Salate	(2)				(384)	(1606)	

1200 kcal/5020 kJ	BE	Eiweiß g	Fett g	KH g	Nährwert kcal	Nährwert kJ	Änd. d. beh. Arztes
8 (Fortsetzung)							
Abendessen: *Corned beef, Käse*							
50 g Corned beef		11	6	—	107	449	
50 g Mainzer (Harzer) Käse		15	—	—	70	293	
50 g = 2 BE Mischbrot		3	—	26	126	529	
10 g Butter, Zwiebel, Gurke, Tomate		—	8	—	78	326	
Summe:	2	29	14	26	381	1597	
oder *Hüttenkäse mit Ei:*							
1 Ei, 10 g Butter							
100 g Hüttenkäse							
50 g = 2 BE Brot	(2)				(411)	(1719)	
Gesamtsumme:	10	70	35	122	1186	4964	

9	BE	Eiweiß g	Fett g	KH g	Nährwert kcal	Nährwert kJ	Änd. d. beh. Arztes
Gleichbleibende Mahlzeiten	5	16	15	60	472	1974	
Mittagessen: *Wiener Hackbraten*							
100 g Rinderhackfleisch (Schabefleisch)		21	3	—	123	513	
½ Ei		3	3	—	43	180	
5 g Öl		—	5	—	46	192	
5 g Paniermehl		—	—	4	18	76	
130 g = 2 BE Kartoffeln, gekocht		3	—	24	113	473	
200 g Blumenkohl oder Gemüse-Austauschtabelle Gruppe 1, S. 124		5	1	8	56	234	
Summe:	3	32	12	36	399	1668	
oder *Kalbsbries:*							
100 g Kalbsbries							
5 g Mehl, 30 g Kaffeesahne 10% Fett							
130 g = 2 BE Kartoffeln, gekocht							
10 g Margarine, grüne Salate	ca. (2)				(353)	(1476)	
Abendessen: *Speisequark mit Pellkartoffeln*							
100 g Speisequark 20% Fett oder Hüttenkäse		13	5	3	117	490	
130 g = 2 BE als Pellkartoffeln		3	—	24	113	473	
15 g Butter, grüne Salate		—	12	—	117	490	
Summe:	2	16	17	27	347	1453	
oder *Käse-Schinken-Toast:*							
30 g gekochter Schinken							
50 g Emmentaler Käse 45% Fett i. Tr.							
50 g = 2 BE Brot, Tomate, grüne Salate	(2)				(396)	(1656)	
Gesamtsumme:	10	64	44	123	1218	5095	

1200 kcal/5020 kJ

10

	BE	Eiweiß g	Fett g	KH g	Nährwert kcal	Nährwert kJ	Änd. d. beh. Arztes
Gleichbleibende Mahlzeiten	5	16	15	60	472	1974	
Mittagessen: *Schweinefilet*							
100 g Schweinefilet		19	10	—	176	736	
130 g = 2 BE Kartoffeln, gekocht		3	—	24	113	473	
10 g Öl		—	10	—	93	389	
200 g Zucchini oder Gemüse-Austauschtabelle Gruppe 2, S. 125		3	1	10	62	260	
Summe:	3	25	21	34	444	1858	
oder *Rindfleisch, gekocht:*							
100 g Rindfleisch (Kamm) (roh: 135 g)							
130 g = 2 BE Kartoffeln, gekocht							
200 g Grünkohl oder Gemüse-Austauschtabelle Gruppe 2, S. 125	(ca. 3)				(349)	(1460)	
Abendessen: *Schweizer Käsesalat*							
40 g Emmentaler Käse 45% Fett i. Tr.		11	12	1	164	686	
1 Stück Salatgurke in den Käse geschnitten							
10 g Salatmayonnaise 50% Fett		—	5	—	51	213	
20 g Trinkmilch 3,5% Fett		1	1	1	13	55	
50 g = 2 BE Mischbrot		3	—	26	126	529	
Summe:	2	15	18	28	354	1483	
oder *Salzhering:*							
100 g Salzhering							
130 g = 2 BE Kartoffeln, gekocht							
5 g Butter	(2)				(374)	(1565)	
Gesamtsumme:	10	56	54	122	1270	5315	

11

	BE	Eiweiß g	Fett g	KH g	Nährwert kcal	Nährwert kJ	Änd. d. beh. Arztes
Gleichbleibende Mahlzeiten	5	16	15	60	472	1974	
Mittagessen: *Gefüllte Tomaten*							
100 g gehacktes Rindfleisch (Keule) (roh: 130 g)		21	7	—	159	665	
½ Ei		3	3	—	43	180	
5 g Paniermehl		—	—	3	13	54	
2–3 Tomaten							
30 g = ca. 2 BE Reis (trocken)		2	—	24	110	462	
Summe:	2	26	10	27	325	1361	
oder *Rindfleisch, gegrillt:*							
100 g Rinderfilet (beschichtete Pfanne)							
5 g Öl							
130 g = 2 BE Kartoffeln, gekocht							
200 g Lauch oder Gemüse-Austauschtabelle Gruppe 2, S. 125	(3)				(361)	(1510)	

1200 kcal/5020 kJ

11 (Fortsetzung)

	BE	Eiweiß g	Fett g	KH g	Nährwert kcal	Nährwert kJ	Änd. d. beh. Arztes
Abendessen: *Tatarbeefsteak (roh)*							
100 g Schabefleisch		21	3	—	122	513	
5 g Öl, Zwiebeln, Kapern, Pfeffer usw.		—	5	—	46	192	
50 g = 2 BE Mischbrot		3	—	26	126	529	
10 g Butter oder Margarine		—	8	—	78	326	
Summe:	2	24	16	26	372	1560	
oder *Aufschnitt:*							
20 g Leberwurst							
30 g geräucherter Schinken							
50 g = 2 BE Mischbrot							
10 g Butter, grüne Salate, Tomate	(2)				(412)	(1727)	
Gesamtsumme:	ca. 10	66	41	113	1169	4895	

12

	BE	Eiweiß g	Fett g	KH g	Nährwert kcal	Nährwert kJ	Änd. d. beh. Arztes
Gleichbleibende Mahlzeiten	5	16	15	60	472	1974	
Mittagessen: *Schweinebraten*							
100 g mageres Schweinefleisch		21	3	—	124	519	
10 g Butter oder Margarine		—	8	—	78	326	
130 g = 2 BE Kartoffeln, gekocht		3	—	24	113	473	
200 g Rotkohl oder Gemüse-Austauschtabelle Gruppe 2, S. 125		3	—	9	54	226	
Summe:	ca. 3	27	11	33	369	1544	
oder *Schweineherz, gedämpft:*							
120 g Schweineherz (roh: 130 g)							
10 g Margarine, 5 g Mehl							
130 g = 2 BE Kartoffeln gekocht, Kressesalat	(ca. 2)				(390)	(1631)	
Abendessen: *Putenschnitzel*							
100 g Putenschnitzel		22	7	—	164	686	
10 g Butter		—	8	—	78	326	
130 g = 2 BE Kartoffeln, gekocht		3	—	24	113	473	
200 g Spargel (Dose) oder Gemüse-Austauschtabelle Gruppe 1, S. 124		4	1	5	38	159	
Summe:	2½	29	16	29	393	1644	
oder *Heringssalat*							
100 g Hering, mariniert							
50 g Apfel, 50 g rote Bete							
30 g Magerjoghurt, Gurke, Paprika, Tomate, Kapern							
50 g = 2 BE Brot	(3)				(415)	(1736)	
Gesamtsumme:	ca. 10	72	42	122	1234	5162	

13

1200 kcal/5020 kJ	BE	Eiweiß g	Fett g	KH g	Nährwert kcal	Nährwert kJ	Änd. d. beh. Arztes
Gleichbleibende Mahlzeiten	5	16	15	60	472	1974	
Mittagessen: *Schweineschnitzel*							
100 g Schweineschnitzel		21	8	—	168	703	
5 g Öl		—	5	—	46	192	
130 g = 2 BE Kartoffeln, gekocht		3	—	24	113	473	
200 g Karotten oder Gemüse-Austauschtabelle Gruppe 2, S. 125		—	—	15	70	293	
Summe:	3	24	13	39	397	1661	
oder *Wildschweinkeule:*							
100 g Wildschweinkeule (ohne Knochen)							
5 g Öl							
130 g = 2 BE Kartoffeln, gekocht							
200 g Rotkraut oder Gemüse-Austauschtabelle Gruppe 2, S. 125	(3)				(326)	(1363)	
Abendessen: *Schweizer Wurstsalat*							
30 g Fleischwurst		4	8	—	105	439	
30 g Emmentaler Käse 45% Fett i. Tr.		9	9	—	123	515	
30 g Joghurt, mager, Zwiebel, Essig		1	—	1	12	49	
50 g = 2 BE Mischbrot		3	—	26	126	529	
Summe:	2	17	17	27	366	1532	
oder *Schweineniere:*							
100 g Schweineniere (roh: 115 g)							
10 g Öl							
130 g = 2 BE Kartoffeln, gekocht							
200 g Blumenkohl oder Gemüse-Austauschtabelle Gruppe 1, S. 124	(2)				(387)	(1619)	
Gesamtsumme:	10	57	45	126	1235	5167	

14

	BE	Eiweiß g	Fett g	KH g	Nährwert kcal	Nährwert kJ	Änd. d. beh. Arztes
Gleichbleibende Mahlzeiten	5	16	15	60	472	1974	
Mittagessen: *Truthahn-Schnitzel*							
100 g Truthahn (Keule)		20	4	—	124	519	
10 g Öl		—	10	—	93	389	
130 g = 2 BE Kartoffeln, gekocht		3	—	24	113	473	
200 g Rotkraut oder Gemüse-Austauschtabelle Gruppe 2, S. 125		3	—	9	54	226	
Summe:	3	26	14	33	384	1607	
oder *Kasseler Rippchen:*							
100 g Kasseler Rippchen, gekocht (roh: 120 g)							
130 g = 2 BE Kartoffeln							
200 g Sauerkraut	(3)				(417)	(1744)	

1200 kcal/5020 kJ	BE	Eiweiß g	Fett g	KH g	Nährwert kcal	Nährwert kJ	Änd. d. beh. Arztes
14 (Fortsetzung)							
Abendessen: *Kalbszunge, gedünstet*							
100 g Kalbszunge		17	6	1	138	577	
130 g Kartoffeln, gekocht = 2 BE		3	—	24	113	473	
10 g Butter oder Margarine		—	8	—	78	326	
200 g Zucchini oder Gemüse-Austauschtabelle Gruppe 2, S. 125		3	—	10	62	259	
Summe:	3	23	14	35	391	1635	
oder *Hähnchenschnitzel:*							
150 g Hähnchenschnitzel							
10 g Butter oder Margarine							
130 g Kartoffeln, gekocht = 2 BE							
200 g Spinat oder Gemüse-Austauschtabelle Gruppe 1, S. 124	(3)				(406)	(1698)	
Gesamtsumme:	11	65	43	128	1247	5216	

15

	BE	Eiweiß g	Fett g	KH g	Nährwert kcal	Nährwert kJ	Änd. d. beh. Arztes
Gleichbleibende Mahlzeiten	5	16	15	60	472	1974	
Mittagessen: *Fleischspießchen*							
50 g Rindfleisch (Keule) (roh: 60 g)		10	4	—	79	332	
50 g Rinderleber als Fleischstücke am Spieß, Zwiebel, Tomate, Paprika		10	2	3	69	290	
10 g Öl		—	10	—	93	389	
130 g = 2 BE Kartoffeln gekocht		3	—	24	113	473	
200 g Rotkohl oder Gemüse-Austauschtabelle Gruppe 2, S. 125		3	—	9	54	226	
Summe:	3	26	16	36	408	1710	
oder *Hammelfleisch, gegrillt:*							
100 g Hammelfleisch (Schlegel) (roh: 120 g)							
130 g Kartoffeln, gekocht = 2 BE							
5 g Öl, grüne Salate	(2)				(409)	(1711)	
Abendessen: *Schinken, gekocht*							
50 g Schinken		11	6	—	108	451	
50 g Mischbrot = 2 BE		3	—	26	125	529	
10 g Butter, grüne Salate, Tomate		—	8	—	78	326	
Summe:	2	14	14	26	311	1306	
oder *Ölsardinen, Käse:*							
50 g Ölsardinen							
30 g Emmentaler Käse 45% Fett i. Tr.							
50 g = 2 BE Brot							
10 g Butter, grüne Salate	(2)				(422)	(1765)	
Gesamtsumme:	10	56	45	122	1191	4990	

1200 kcal/5020 kJ

16

	BE	Eiweiß g	Fett g	KH g	Nährwert kcal	Nährwert kJ	Änd. d. beh. Arztes
Gleichbleibende Mahlzeiten	5	16	15	60	472	1974	
Mittagessen: *Kalbshaxe*							
100 g Kalbfleisch (Haxe) (roh: 160 g)		21	2	—	107	448	
10 g Öl		—	10	—	93	389	
130 g Kartoffeln, gekocht = 2 BE		3	—	24	113	473	
200 g Rotkohl oder Gemüse-Austauschtabelle Gruppe 2, S. 125		3	—	9	54	226	
Summe:	3	27	12	33	367	1536	
oder *Hühnerschenkel, gebraten:*							
100 g Brathuhn (roh: 130 g)							
5 g Öl							
130 g Kartoffeln, gekocht = 2 BE							
100 g Fenchelgemüse oder Gemüse-Austauschtabelle Gruppe 3, S. 125	(3)				(353)	(1476)	
Abendessen: *Geflügelsalat*							
100 g Hühnerfleisch (roh: 130 g Schlegel)		21	3	—	120	502	
15 g Salatmayonnaise 50% Fett Spargel, Champignon oder Mandarinen		—	7	—	75	313	
30 g Kaffeesahne 10% Fett		1	3	1	38	159	
30 g = 2 BE Knäckebrot (3 Scheiben)		3	—	23	114	480	
als Belag: Tomatenketchup							
Summe:	2	25	13	24	347	1454	
oder *Ochsenzunge, gepökelt:*							
80 g Ochsenzunge							
50 g = 2 BE Mischbrot							
10 g Butter	(2)				(381)	(1594)	
Gesamtsumme:	10	68	40	117	1186	4964	

17

	BE	Eiweiß g	Fett g	KH g	Nährwert kcal	Nährwert kJ	Änd. d. beh. Arztes
Gleichbleibende Mahlzeiten	5	16	15	60	472	1974	
Mittagessen: *Rehragout*							
100 g Rehfleisch (roh: 120 g Rehkeule)		21	1	—	106	444	
10 g Öl		—	10	—	93	389	
130 g = 2 BE Kartoffeln, gekocht		3	—	24	113	473	
200 g Rotkohl oder Gemüse-Austauschtabelle Gruppe 2, S. 125		3	—	9	54	226	
Summe:	ca. 3	27	11	33	366	1532	
oder *Kaninchenbraten (Stallhase):*							
100 g Kaninchenfleisch							
10 g Öl							
130 g Kartoffeln, gekocht = 2 BE							
200 g Rotkohl oder Gemüse-Austauschtabelle Gruppe 2, S. 125	ca. (3)				(428)	(1790)	

1200 kcal/5020 kJ	BE	Eiweiß g	Fett g	KH g	Nährwert kcal	Nährwert kJ	Änd. d. beh. Arztes
17 (Fortsetzung)							
Abendessen: *Rehschnitzel*							
100 g Rehschnitzel (roh: 120 g Rehkeule)		21	1	—	106	444	
15 g Butter		—	12	—	117	489	
130 g = 2 BE Kartoffeln, gekocht		3	—	24	113	473	
200 g Rotkohl oder Gemüse-Austauschtabelle Gruppe 2, S. 125		3	—	9	54	226	
Summe:	2½	27	13	33	390	1632	
oder *Roastbeef:*							
100 g Roastbeef (Lende) 10 g Mayonnaise 50% Fett, Kräuter 30 g = 2 BE Knäckebrot (3 Scheiben)	(2)				(381)	(1594)	
Gesamtsumme:	ca. 11	70	39	126	1228	5138	

18	BE	Eiweiß g	Fett g	KH g	Nährwert kcal	Nährwert kJ	Änd. d. beh. Arztes
Gleichbleibende Mahlzeiten	5	16	15	60	472	1974	
Mittagessen: *Seelachs, gebacken*							
150 g Seelachs (Pfanne) (roh: 230 g)		27	1	—	132	552	
10 g Öl		—	10	—	93	389	
200 g = 3 BE Kartoffeln, gekocht grüne Salate		4	—	37	174	728	
Summe:	3	31	11	37	399	1669	
oder *Scholle, gebacken:*							
150 g Scholle (roh: 240 g) 15 g Butter, grüne Salate 200 g = 3 BE Kartoffeln, gekocht	(3)				(415)	(1736)	
Abendessen: *Miesmuscheln als Ragout*							
150 g Miesmuscheln (roh: 800 g in Schale) Soße: Zwiebel, Pfeffer usw.		15	2	6	108	451	
5 g Mehl		—	—	4	18	75	
15 g Butter		—	12	—	117	489	
30 g = 2 BE Reis (trocken)		2	—	24	110	461	
Summe:	3	17	14	34	353	1476	
oder *Bratheringe (Dosenware):*							
100 g Bratheringe 50 g = 2 BE Brot 10 g Butter oder Margarine	(2)				(438)	(1832)	
Gesamtsumme:	ca. 11	64	40	131	1224	5119	

1200 kcal/5020 kJ

19

	BE	Eiweiß g	Fett g	KH g	Nährwert kcal	Nährwert kJ	Änd. d. beh. Arztes
Gleichbleibende Mahlzeiten	5	16	15	60	472	1974	
Mittagessen: *Schellfisch, gekocht*							
150 g Schellfisch (roh: 280 g)		27	—	—	120	502	
200 g = 3 BE Kartoffeln, gekocht		4	—	37	174	728	
10 g Butter, grüne Salate		—	8	—	78	326	
Summe:	3	31	8	37	372	1556	
oder *Karpfen, blau:*							
150 g Karpfen (roh: 300 g)							
200 g = 3 BE Kartoffeln, gekocht							
10 g Butter, Meerrettich (Tube)	(3)				(439)	(1836)	
Abendessen: *Fischsalat*							
150 g Schellfisch, gekocht		27	—	—	120	502	
50 g Joghurt 3,5% Fett		2	2	7	49	205	
10 g Sahne 30% Fett		—	3	—	32	134	
50 g = 2 BE Mischbrot		3	—	26	126	529	
10 g Butter oder Margarine		—	8	—	78	326	
Summe:	3	32	13	33	405	1696	
oder *Aal geräuchert:*							
50 g Aal, geräuchert							
50 g = 2 BE Brot							
100 g Hüttenkäse, grüne Salate	(2)				(400)	(1673)	
Gesamtsumme:	ca. 10	79	36	130	1249	5226	

20

	BE	Eiweiß g	Fett g	KH g	Nährwert kcal	Nährwert kJ	Änd. d. beh. Arztes
Gleichbleibende Mahlzeiten	5	16	15	60	472	1974	
Mittagessen: *Kabeljau, gekocht*							
150 g Kabeljau (roh: 270 g)		26	—	—	117	489	
200 g = 3 BE Kartoffeln, gekocht		3	—	37	174	728	
10 g Butter, grüne Salate		—	8	—	78	326	
Summe:	ca. 3	29	8	37	369	1543	
oder *Hecht, gekocht:*							
150 g Hecht							
200 g = 3 BE Kartoffeln, gekocht							
10 g Butter, grüne Salate	(3)				(385)	(1610)	
Abendessen: *Zander, gekocht*							
150 g Zander, gekocht		29	1	1	139	581	
130 g = 2 BE Kartoffeln, gekocht		3	—	24	113	473	
10 g Butter, grüne Salate		—	8	—	78	326	
Summe:	2	32	9	25	330	1380	
oder *Forellenfilet, geräuchert:*							
150 g Forellenfilet, geräuchert							
50 g = 2 BE Weißbrot, geröstet							
10 g Butter, grüne Salate	(2)				(376)	(1573)	
Gesamtsumme:	10	77	32	122	1171	4897	

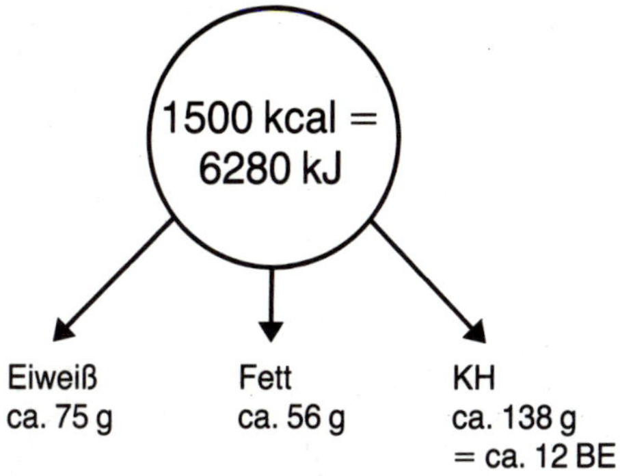

Gleichbleibende Mahlzeiten (Standard)
für 1500 kcal = 6280 kJ

Nährwerteinheit: 1 kcal = 4,1 kJ
1 BE = 1 Broteinheit = 12 g KH

Mahlzeiten	BE	Eiweiß g	Fett g	KH g	Nährwert kcal	Nährwert kJ	Änd. d. beh. Arztes
1. Frühstück							
Kaffee oder Tee							
50 g = 2 BE Mischbrot		3	—	26	126	529	
10 g Butter *oder* Margarine *oder* 15 g Leberwurst *oder* Wurst-Austauschtabelle 1a, S. 125		—	8	—	78	326	
50 g Quark (mager)		7	—	2	39	163	
2 Eßl. Trinkmilch 3,5% Fett		1	1	1	20	83	
20 g Diabetiker-Konfitüre		—	—	10	44	184	
2. Frühstück							
100 g = 1 BE Apfel *oder* nach Obst-Austauschtabelle S. 124 (roh oder als Kompott)		—	—	13	55	230	
Nachmittag							
Kaffee oder Tee							
25 g = 1 BE Mischbrot		2	—	13	63	264	
10 g Butter *oder* Margarine *oder* Wurst *oder* Käse nach Austauschtabelle 1a, S. 125, 128		—	8	—	78	326	
Spätmahlzeit							
150 g = 1½ BE Apfel *oder* nach Obst-Austauschtabelle S. 124 (roh oder gekocht)		—	—	19	79	331	
oder 150 g Joghurt 1,5% Fett mit Dünstobst S. 36, 39		(5)	(2)	(7)	(79)	(331)	
Gesamtsumme:	ca. 7	13	17	84	582	2436	

1500 kcal/6280 kJ	BE	Eiweiß g	Fett g	KH g	Nährwert kcal	Nährwert kJ	Änd. d. beh. Arztes
1							
Gleichbleibende Mahlzeiten	ca. 7	13	17	84	582	2436	
Mittagessen: *Gefüllte Tomaten*							
100 g Rinderhackfleisch		23	14	—	233	978	
1 Ei		6	6	—	83	347	
5 g Paniermehl		—	—	3	13	54	
2–3 Tomaten, grüne Salate							
200 g = 3 BE Kartoffeln, gekocht		4	—	37	174	728	
Summe:	3	33	20	40	503	2107	
oder *Spiegeleier:*							
3 Eier							
10 g Butter oder Margarine							
200 g = 3 BE Kartoffeln, gekocht							
200 g Spinat	(3)				(565)	(2363)	
Abendessen: *Schweizer Wurstsalat*							
30 g Lyoner		4	10	—	99	414	
30 g Emmentaler Käse 45% Fett i. Tr.		9	9	1	123	515	
30 g Vollmilchjoghurt 3,5% Fett		1	1	1	21	88	
Essig, Zwiebel, Gewürze							
75 g = 3 BE Roggenmischbrot							
grüne Salate		5	1	38	189	794	
Summe:	3	19	21	40	432	1811	
oder *Quark mit Pellkartoffeln:*							
150 g Speisequark 20% Fett oder Hüttenkäse							
200 g = 3 BE Kartoffeln als Pellkartoffeln							
15 g Butter, grüne Salate	(3½)				(466)	(1949)	
Gesamtsumme:	13	65	58	164	1517	6354	

2	BE	Eiweiß g	Fett g	KH g	Nährwert kcal	Nährwert kJ	Änd. d. beh. Arztes
Gleichbleibende Mahlzeiten	ca. 7	13	17	84	582	2436	
Mittagessen: *Schinken-Spargel-Röllchen (im Backofen)*							
75 g Schinken, gekocht		16	9	—	161	673	
150 g Spargel (Dosenware), Brühe		3	1	3	28	117	
20 g Chesterkäse		5	6	—	83	347	
200 g = 3 BE Kartoffeln, gekocht		4	—	37	174	728	
Summe:	3	28	16	40	446	1865	
oder *Rindfleischeintopf:*							
200 g Rindfleisch (roh: 250 g Kamm)							
130 g Kartoffeln = 2 BE							
200 g Schnittbohnen oder Gemüse-Austauschtabelle Gruppe 2, S. 125	(3)				(469)	(1962)	

1500 kcal/6280 kJ

2 (Fortsetzung)

	BE	Eiweiß g	Fett g	KH g	Nährwert kcal	Nährwert kJ	Änd. d. beh. Arztes
Abendessen: *Gepökelte Ochsenzunge*							
100 g Ochsenzunge, gepökelt		16	16	—	223	933	
75 g = 3 BE Brot		5	1	38	189	794	
10 g Butter, Tomate, Gurke, grüne Salate		—	8	—	78	326	
Summe:	3	21	25	38	490	2053	
oder *Wurst und Hüttenkäse:*							
40 g Lyoner							
80 g Hüttenkäse oder Speisequark 20% Fett							
75 g = 3 BE Brot							
10 g Butter, Tomate, Gurke, grüne Salate	(3)				(498)	(2083)	
Gesamtsumme:	13	62	58	162	1518	6354	

3

	BE	Eiweiß g	Fett g	KH g	Nährwert kcal	Nährwert kJ	Änd. d. beh. Arztes
Gleichbleibende Mahlzeiten	ca. 7	13	17	84	582	2436	
Mittagessen: *Kalbsleber*							
150 g Kalbsleber		29	6	6	208	872	
50 g Apfelscheiben und Zwiebeln		—	—	6	26	109	
10 g Öl		—	10	—	93	389	
130 g = 2 BE Kartoffeln, gekocht oder 30 g Reis oder Kartoffelpüree S. 123		3	—	24	113	473	
Summe:	ca. 3	32	16	36	440	1843	
oder *Deutsches Beefsteak:*							
100 g Rinderhackfleisch							
½ Ei, 5 g Öl							
130 g = 2 BE Kartoffeln, gekocht							
200 g Spinat oder Gemüse-Austauschtabelle Gruppe 1, S. 124	(3)				(413)	(1727)	
Abendessen: *Heringsfilet in Tomatensauce*							
100 g Heringsfilet in Tomatensauce (Dosenware)		15	15	2	217	908	
75 g = 3 BE Mischbrot		5	—	38	189	794	
10 g Butter, grüne Salate		—	8	—	78	326	
Summe:	ca. 3	20	23	40	484	2028	
oder *Corned beef, Camembert:*							
50 g Corned beef							
30 g Camembert 45% Fett i. Tr.							
75 g = 3 BE Mischbrot							
15 g Butter oder Margarine	(3)				(464)	(1941)	
Gesamtsumme:	13	65	56	160	1506	6307	

1500 kcal/6280 kJ

4

	BE	Eiweiß g	Fett g	KH g	Nährwert kcal	Nährwert kJ	Änd. d. beh. Arztes
Gleichbleibende Mahlzeiten	ca. 7	13	17	84	582	2436	
Mittagessen: *Kalbsgulasch*							
150 g Kalbfleisch (Bug) (roh: 130 g)		31	4	—	177	740	
10 g Öl, Tomate, Paprika, Gewürze		—	10	—	93	389	
130 g = 2 BE Kartoffeln, gekocht oder Kartoffelknödel S. 123		3	—	24	113	473	
200 g Kohlrabi oder Gemüse-Austauschtabelle Gruppe 1, S. 124		4	—	9	52	218	
Summe:	3	38	14	33	435	1820	
oder *Rinderleber, gebacken:*							
150 g Rinderleber							
10 g Öl, 50 g Apfelscheiben							
130 g Kartoffeln, gekocht = 2 BE	(3½)				(440)	(1840)	
Abendessen: *Rindfleischsalat*							
100 g Rindfleisch (Kamm) (roh: 135 g)		19	6	—	144	602	
50 g Apfel		—	—	6	27	115	
50 g Joghurt 3,5% Fett		2	—	2	35	148	
10 g Sahne 30% Fett, Gurke, Zwiebeln, Tomate, Paprika		—	3	—	32	134	
75 g = 3 BE Mischbrot mit		5	1	38	189	794	
30 g Ketchup		1	—	5	21	88	
Summe:	ca. 4	27	10	51	448	1881	
oder *Kalbssülze:*							
125 g Kalbssülze (Dosenware)							
75 g = 3 BE Mischbrot							
15 g Butter, grüne Salate	(3)				(456)	(1907)	
Gesamtsumme:	ca. 14	78	41	168	1465	6137	

5

	BE	Eiweiß g	Fett g	KH g	Nährwert kcal	Nährwert kJ	Änd. d. beh. Arztes
Gleichbleibende Mahlzeiten	ca. 7	13	17	84	582	2436	
Mittagessen: *Rindsroulade*							
150 g Rindfleisch (Keule) (roh: 200 g)		31	11	—	238	996	
5 g Öl, Zwiebel, Gewürze, Paprika		—	5	—	46	192	
130 g = 2 BE Kartoffeln, gekocht		3	—	24	113	473	
200 g Blumenkohl oder Gemüse-Austauschtabelle Gruppe 1, S. 124		4	—	8	56	234	
Summe:	3	38	16	32	453	1895	
oder *Gemüseeintopf:*							
150 g Rindfleisch (Kamm) (roh: 200 g)							
130 g = 2 BE Kartoffeln, gekocht							
200 g Blumenkohl, Kohlrabi, Lauch, Sellerie	(3)				(483)	(2020)	

1500 kcal/6280 kJ	BE	Eiweiß g	Fett g	KH g	Nährwert kcal	Nährwert kJ	Änd. d. beh. Arztes
5 (Fortsetzung)							
Abendessen: *Tatarbrot mit Salaten*							
100 g Schabefleisch (Tatar)		21	3	—	122	513	
75 g = 3 BE dunkles Brot		5	1	38	189	790	
5 g Öl, Zwiebel, Kapern, Tomatenscheiben		—	5	—	46	192	
10 g Butter, grüne Salate		—	8	—	78	326	
Summe:	3	26	17	38	435	1821	
oder *Hüttenkäse, 1 Ei:*							
100 g Hüttenkäse							
1 Ei							
75 g = 3 BE Mischbrot							
10 g Butter, Salate	(3)				(474)	(1983)	
Gesamtsumme:	13	77	50	154	1470	6152	

	BE	Eiweiß g	Fett g	KH g	Nährwert kcal	Nährwert kJ	Änd. d. beh. Arztes
6							
Gleichbleibende Mahlzeiten	ca. 7	13	17	84	582	2436	
Mittagessen: *Rindfleisch, gekocht*							
150 g Rindfleisch (Kamm)		29	9	—	216	903	
130 g = 2 BE Kartoffeln, gekocht		3	—	24	113	473	
200 g Grünkohl oder Gemüse-Austauschtabelle Gruppe 2, S. 125		9	—	10	92	385	
Summe:	3	41	9	34	421	1761	
oder *Wildschweinbraten:*							
150 g Wildschwein							
10 g Öl							
130 g = 3 BE Kartoffeln, gekocht oder KH-Austauschtabelle S. 123							
200 g Rotkohl oder Gemüse-Austauschtabelle Gruppe 2, S. 125	(3)				(415)	(1736)	
Abendessen: *Rostbeef-Brot*							
100 g Rindfleisch (Lende)		21	10	—	186	787	
5 g Öl		—	5	—	46	192	
75 g = 3 BE Mischbrot		5	1	38	189	790	
20 g Remoulade 50% Fett (Kraft), grüne Salate		—	10	1	102	427	
Summe:	3	26	26	39	523	2196	
oder *Fleischsalat:*							
100 g Fleischsalat (Handelsware)							
75 g = 3 BE Brot, Gurke, Radieschen, grüne Salate	(3)				(503)	(2104)	
Gesamtsumme:	13	80	52	157	1526	6393	

1500 kcal/6280 kJ

7

	BE	Eiweiß g	Fett g	KH g	Nährwert kcal	Nährwert kJ	Änd. d. beh. Arztes
Gleichbleibende Mahlzeiten	ca. 7	13	17	84	582	2436	
Mittagessen: *Schweineschnitzel*							
125 g Schweineschnitzel		26	10	—	210	879	
5 g Öl		—	5	—	46	192	
130 g = 2 BE Kartoffeln, gekocht oder KH-Austauschtabelle S. 123		3	—	24	113	473	
100 g Rosenkohl oder Gemüse-Austauschtabelle Gruppe 2, S. 125		4	—	14	52	218	
Summe:	3	33	15	38	421	1762	
oder *Fleischkäse, gebacken:*							
100 g Fleischkäse							
5 g Öl							
130 g = 2 BE Kartoffeln, gekocht							
200 g Tomatengemüse (Dosenware)	(3)				(468)	(1958)	
Abendessen: *Hähnchenschnitzel*							
150 g Hähnchenschnitzel		34	1	—	163	684	
10 g Butter oder Margarine		—	8	—	78	326	
130 g = 2 BE Kartoffeln, gekocht oder KH-Austauschtabelle S. 123		3	—	24	113	473	
200 g Möhren oder Gemüse-Austauschtabelle Gruppe 2, S. 125		2	—	14	70	293	
Summe:	3	39	9	38	424	1776	
oder *Marinierter Hering:*							
100 g marinierter Hering							
75 g = 3 BE Mischbrot							
10 g Butter, Tomate, Gurke, grüne Salate	(3)				(481)	(2012)	
Gesamtsumme:	13	85	41	160	1427	5974	

8

	BE	Eiweiß g	Fett g	KH g	Nährwert kcal	Nährwert kJ	Änd. d. beh. Arztes
Gleichbleibende Mahlzeiten	ca. 7	13	17	84	582	2436	
Mittagessen: *Kleines Rumpsteak*							
125 g Rumpsteak (Lende) (roh: 163 g)		26	13	—	235	983	
10 g Butter, Zwiebel, Gewürze		—	8	—	78	326	
130 g = 2 BE Kartoffeln, gekocht oder KH-Austauschtabelle S. 123		3	—	24	113	473	
100 g Erbsen, grün oder Gemüse-Austauschtabelle Gruppe 3, S. 125		6	—	12	87	364	
Summe:	3	35	21	36	513	2146	
oder *Wiener Hackbraten:*							
150 g Kalbfleisch (Brust) (roh: 220 g), gehackt							
½ Ei, 5 g Paniermehl							
130 g = 2 BE Kartoffeln, gekocht oder KH-Austauschtabelle S. 123							
200 g Blumenkohl oder Gemüse-Austauschtabelle Gruppe 1, S. 124	(3)				(439)	(1836)	

1500 kcal/6280 kJ	BE	Eiweiß g	Fett g	KH g	Nährwert kcal	Nährwert kJ	Änd. d. beh. Arztes
8 (Fortsetzung)							
Abendessen: *Heringssalat*							
100 g Hering, mariniert (Dosenware)		18	14	—	214	895	
50 g Apfel		—	—	6	26	109	
50 g Joghurt 3,5% Fett, Gurke, Paprika, Kapern		2	2	2	35	146	
75 g Mischbrot = 3 BE, Tomaten		5	1	38	189	794	
Summe:	4	25	17	46	464	1944	
oder *Heringssalat (Handelsware):*							
100 g Heringssalat (Nadler)							
75 g = 3 BE Mischbrot, Tomaten	(4)				(447)	(1870)	
Gesamtsumme:	14	73	55	166	1559	6526	

9	BE	Eiweiß g	Fett g	KH g	Nährwert kcal	Nährwert kJ	Änd. d. beh. Arztes
Gleichbleibende Mahlzeiten	ca. 7	13	17	84	582	2436	
Mittagessen: *Kalbsschnitzel*							
150 g Kalbsschnitzel		31	3	—	162	678	
15 g Butter oder Margarine		—	12	—	117	489	
130 g = 2 BE Kartoffeln, gekocht oder KH-Austauschtabelle S. 123		3	—	24	113	473	
200 g Lauch oder Gemüse-Austauschtabelle Gruppe 2, S. 125		4	1	13	76	318	
Summe:	3	38	16	37	468	1958	
oder *Kalbskotelett:*							
150 g Kalbskotelett (roh: 200 g)							
10 g Butter oder Margarine							
130 g = 2 BE Kartoffeln oder KH-Austauschtabelle S. 123							
200 g Rotkohl oder Gemüse-Austauschtabelle Gruppe 2, S. 125	(3)				(429)	(1794)	
Abendessen: *Krabbencocktail*							
100 g Krabbenfleisch		19	1	—	96	402	
30 g Kaffeesahne 10% Fett		1	3	1	38	159	
10 g Salatmayonnaise 50% Fett		—	5	—	51	213	
einige Mandarinenstücke							
75 g = 3 BE Brot		5	1	38	189	794	
15 g Butter oder Margarine		—	12	—	117	489	
Summe:	3	25	22	39	491	2057	
oder *Aufschnitt:*							
50 g gekochter Schinken							
30 g Camembert 45% Fett i. Tr.							
75 g = 3 BE Brot							
15 g Butter, Tomaten, grüne Salate	(3)				(504)	(2108)	
Gesamtsumme:	ca. 13	76	55	160	1541	6451	

1500 kcal/6280 kJ

10

	BE	Eiweiß g	Fett g	KH g	Nährwert kcal	Nährwert kJ	Änd. d. beh. Arztes
Gleichbleibende Mahlzeiten	ca. 7	13	17	84	582	2436	
Mittagessen: *Kalbshaxe*							
150 g Kalbshaxe (roh: 225 g)		31	3	—	169	709	
10 g Öl		—	10	—	93	389	
130 g = 2 BE Kartoffeln, gekocht		3	—	24	113	473	
200 g Rotkohl oder Gemüse-Austauschtabelle Gruppe 2, S. 125		3	—	9	54	226	
Summe:	3	37	13	33	429	1797	
oder *Paprikaschote, gefüllt:*							
1 Paprikaschote							
100 g Kalbfleisch (Brust) (roh: 175 g) gehackt, Zwiebel, Tomate, Gewürze							
1 Ei, 10 g Öl							
130 g = 2 BE Kartoffeln, gekocht	(3)				(463)	(1937)	
Abendessen: *Krautwickel*							
125 g Kalbfleisch (Brust) (roh: 220 g)		23	8	—	177	742	
1 Ei		6	6	—	87	364	
5 g Paniermehl		—	—	3	14	59	
200 g Weißkrautblätter		3	—	8	48	201	
130 g = 2 BE Kartoffeln, gekocht		2	—	24	113	473	
Summe:	ca. 3	34	14	35	439	1839	
oder *Schweizer Käsesalat:*							
40 g Emmentaler Käse 45% Fett i. Tr. geschnitten							
20 g Mayonnaise 50% Fett							
20 g Milch 3,5% Fett							
50 g Gurke, geschnitten, Gewürze							
75 g = 3 BE Brot, grüne Salate	ca. (3)				(473)	(1979)	
Gesamtsumme:	ca. 13	84	44	152	1450	6072	

11

	BE	Eiweiß g	Fett g	KH g	Nährwert kcal	Nährwert kJ	Änd. d. beh. Arztes
Gleichbleibende Mahlzeiten	ca. 7	13	17	84	582	2436	
Mittagessen: *Kalbssteak*							
150 g Kalbsfleisch (Filet)		31	2	—	157	656	
15 g Butter oder Margarine		—	12	—	117	489	
130 g = 2 BE Kartoffeln		3	—	24	113	473	
200 g Aubergine oder Gemüse-Austauschtabelle Gruppe 2, S. 125		2	—	9	50	209	
5 g Öl		—	5	—	46	192	
Summe:	3½	36	19	33	483	2019	
oder *Putenschnitzel:*							
150 g Putenschnitzel							
15 g Butter oder Margarine							
130 g = 2 BE Kartoffeln oder KH-Austauschtabelle S. 123							
200 g Rosenkohl oder Gemüse-Austauschtabelle Gruppe 2, S. 125	(3)				(497)	(2097)	

1500 kcal/6280 kJ

11 (Fortsetzung)

	BE	Eiweiß g	Fett g	KH g	Nährwert kcal	Nährwert kJ	Änd. d. beh. Arztes
Abendessen: *Geflügelsalat*							
100 g Hühnerfleisch		21	6	—	144	602	
50 g Joghurt 3,5% Fett		2	2	2	35	146	
5 g Sahne 30% Fett		—	2	—	15	63	
75 g = 3 BE Mischbrot		5	1	38	189	790	
10 g Butter, Spargel, geschnitten (Dosenware)		—	8	—	78	326	
Summe:	ca. 3	28	19	40	461	1927	
oder *Geflügelsalat (Handelsware):*							
100 g Geflügelsalat 75 g = 3 BE Brot, Tomaten	(3½)				(503)	(2104)	
Gesamtsumme:	ca. 13	77	55	157	1526	6382	

12

	BE	Eiweiß g	Fett g	KH g	Nährwert kcal	Nährwert kJ	Änd. d. beh. Arztes
Gleichbleibende Mahlzeiten	ca. 7	13	17	84	·582	2436	
Mittagessen: *Königsberger Klops*							
100 g gehacktes Kalbfleisch (Bug) (roh: 130 g)		20	3	—	118	494	
1 Ei		7	6	—	87	364	
5 g Paniermehl		—	—	3	14	59	
10 g Butter und 3 g Mehl (Soße)		—	8	2	89	372	
130 g = 2 BE Kartoffeln, gekocht oder KH-Austauschtabelle S. 123		3	—	24	113	473	
200 g Steinchampignons		5	—	6	50	207	
Summe:	3	35	17	35	471	1969	
oder *Schweineherz, gedämpft:*							
150 g Schweineherz 10 g Butter und 5 g Mehl (Soße) 130 g = 2 BE Kartoffeln, gekocht 100 g Fenchel	(3)				(442)	(1849)	
Abendessen: *Leberknödel*							
50 g Rinderleber		10	2	3	71	297	
75 g Rindfleisch (Keule) (roh: 90 g)		16	6	—	119	498	
1 Ei		7	6	—	87	364	
5 g Paniermehl		—	—	3	14	59	
130 g = 2 BE Kartoffeln, gekocht oder KH-Austauschtabelle S. 123		3	—	24	113	473	
200 g Zucchini oder Gemüse-Austauschtabelle Gruppe 2, S. 125		3	1	10	62	260	
Summe:	ca. 3½	39	15	40	466	1951	
oder *Schinken (Dosenware):*							
100 g Dosenschinken 75 g = 3 BE Brot 10 g Margarine, Tomate, grüne Salate	ca. (3)				(458)	(1916)	
Gesamtsumme:	ca. 13	87	49	159	1526	6385	

1500 kcal/6280 kJ

13

	BE	Eiweiß g	Fett g	KH g	Nährwert kcal	Nährwert kJ	Änd. d. beh. Arztes
Gleichbleibende Mahlzeiten	ca. 7	13	17	84	582	2436	
Mittagessen: *Filetsteak*							
150 g Rindfleisch (Filet)		29	7	—	189	790	
15 g Butter oder Margarine		—	12	—	117	489	
130 g = 2 BE Kartoffeln, gekocht oder KH-Austauschtabelle S. 123		3	—	24	113	473	
100 g Fenchelkraut oder Gemüse-Austauschtabelle Gruppe 3, S. 125		2	—	9	50	209	
Summe:	3	34	19	33	469	1961	
oder *Schweinenieren, gebacken:*							
150 g Schweinenieren (roh: 175 g)							
10 g Öl							
130 g = 2 BE Kartoffeln, gekocht oder KH-Austauschtabelle S. 123							
200 g Lauchgemüse oder Gemüse-Austauschtabelle Gruppe 2, S. 125	(3)				(469)	(1962)	
Abendessen: *Münchner Weißwurst*							
120 g Münchner Weißwurst		13	33	—	306	1280	
200 g = 3 BE Pellkartoffeln zum Salat mit Gurkenscheiben, Zwiebel, Essig, Brühe		4	—	37	174	728	
3 g Öl		—	3	—	28	116	
Summe:	3	17	36	37	508	2124	
oder *Rinderherz:*							
200 g Rinderherz (roh: 250 g)							
10 g Margarine und 5 g Mehl (Soße)							
130 g = 2 BE Kartoffeln gekocht							
100 g Fenchelkraut oder Gemüse-Austauschtabelle Gruppe 3, S. 125	(3)				(456)	(1907)	
Gesamtsumme:	13	64	72	154	1559	6521	

14

	BE	Eiweiß g	Fett g	KH g	Nährwert kcal	Nährwert kJ	Änd. d. beh. Arztes
Gleichbleibende Mahlzeiten	ca. 7	13	17	84	582	2436	
Mittagessen: *Schweinefilet*							
150 g Schweinefilet (Grillpfanne)		28	15	—	264	1104	
5 g Öl		—	5	—	46	192	
130 g = 2 BE Kartoffeln, gekocht oder KH-Austauschtabelle S. 123		3	—	24	113	473	
200 g Zucchini oder Gemüse-Austauschtabelle Gruppe 2, S. 125		3	—	10	62	259	
Summe:	3	34	20	34	485	2028	
oder *Hammelfleisch mit Bohnen:*							
100 g Hammelfleisch (Keule) (roh: 120 g)							
5 g Öl							
130 g = 2 BE Kartoffeln, gekocht oder KH-Austauschtabelle S. 123							

1500 kcal/6280 kJ	BE	Eiweiß g	Fett g	KH g	Nährwert kcal	Nährwert kJ	Änd. d. beh. Arztes
14 (Fortsetzung)							
200 g Schnittbohnen oder Gemüse-Austauschtabelle Gruppe 2, S. 125	(3)				(477)	(1995)	
Abendessen: *Geräucherter Lachs*							
50 g geräucherter Lachs		12	8	—	129	542	
75 g = 3 BE Toastbrot		5	—	38	189	790	
10 g Butter, Kressesalat		—	8	—	78	326	
20 g Sahne-Meerrettich		—	6	1	63	264	
Summe:	3	17	22	39	459	1922	
oder *Hähnchenbraten:*							
150 g Hähnchenbraten 5 g Öl 200 g = 3 BE Kartoffeln, gekocht als Salat mit Essig, Zwiebel, Gurke, 5 g Öl	(3)				(477)	(1995)	
Gesamtsumme:	13	64	59	157	1526	6386	

15	BE	Eiweiß g	Fett g	KH g	Nährwert kcal	Nährwert kJ	Änd. d. beh. Arztes
Gleichbleibende Mahlzeiten	ca. 7	13	17	84	582	2436	
Mittagessen: *Kaninchenbraten*							
100 g Kaninchenfleisch (roh: 130 g)		21	8	—	167	699	
10 g Öl		—	10	—	93	389	
130 g Kartoffeln, gekocht = 2 BE		3	—	24	113	473	
200 g Rotkraut oder Gemüse-Austauschtabelle Gruppe 2, S. 125		3	—	9	54	226	
Summe:	3	27	18	33	427	1787	
oder *Truthahnschnitzel:*							
150 g Truthahn (roh: 190 g) 10 g Öl 130 g = 2 BE Kartoffeln, gekocht 200 g Rotkraut	(3)				(447)	(1870)	
Abendessen: *Geflügelsalat*							
100 g Hühnerfleisch		21	6	—	144	602	
50 g Joghurt 3,5% Fett		2	2	2	35	146	
15 g Sahne 10% Fett, Spargel, Champignons		—	2	—	19	81	
75 g = 3 BE Toast		6	1	37	195	816	
10 g Butter oder Margarine		—	8	—	78	326	
Summe:	3	29	19	39	471	1971	
oder *Geflügelsalat (Handelsware):*							
100 g Geflügelsalat 75 g = 3 BE Toast, grüne Salate, Tomate	(3)				(390)	(1631)	
Gesamtsumme:	13	69	54	156	1480	6194	

1500 kcal/6280 kJ

16

	BE	Eiweiß g	Fett g	KH g	Nährwert kcal	Nährwert kJ	Änd. d. beh. Arztes
Gleichbleibende Mahlzeiten	ca. 7	13	17	84	582	2436	
Mittagessen: *Hühnerfrikassee*							
150 g Hühnerfleisch (roh: 200 g)		32	9	—	216	903	
1 Eigelb		3	6	—	70	293	
30 g Kaffeesahne 10% Fett		1	3	1	38	159	
35 g Reis = 2 ½ BE		2	—	28	129	539	
200 g Spargel (Dosenware)		4	1	5	38	159	
Summe:	ca. 3	42	19	34	491	2053	
oder *Fleischspießchen (Backofen):*							
75 g Rindfleisch (Keule) (roh: 90 g)							
75 g Rinderleber mit Zwiebeln, Paprika							
10 g Öl							
40 g Reis = 3 BE	(3)				(463)	(1937)	
Abendessen: *Lachsschinken*							
50 g Lachsschinken (vom Fett befreit)		11	2	—	77	322	
50 g Edelpilz-(Blau-)Käse 50% Fett i. Tr.		6	9	—	112	467	
10 g Butter		—	8	—	78	326	
75 g = 3 BE Mischbrot, grüne Salate		5	1	38	189	794	
Summe:	3	22	20	38	456	1909	
oder *Kalbsfrikassee:*							
150 g Kalbfleisch (Keule) (roh: 200 g)							
1 Eigelb, Kalbsbrühe, Kapern							
30 g Kaffeesahne 10% Fett							
40 g = 3 BE Reis							
200 g Kohlrabi oder Gemüse-Austauschtabelle Gruppe 1, S. 124	(3)				(456)	(1907)	
Gesamtsumme:	ca. 13	77	56	156	1529	6398	

17

	BE	Eiweiß g	Fett g	KH g	Nährwert kcal	Nährwert kJ	Änd. d. beh. Arztes
Gleichbleibende Mahlzeiten	ca. 7	13	17	84	582	2436	
Mittagessen: *Hühnertopf*							
100 g Suppenhuhn (roh: 135 g)		18	20	—	274	1146	
30 g = 2 BE Reis		2	—	24	110	461	
200 g Lauch		4	1	13	76	318	
100 g Spargel, Möhren, gekocht		1	—	7	35	146	
Summe:	ca. 3	25	21	44	495	2071	
oder *Rinderbraten, gegrillt:*							
100 g Rindfleisch (Keule) (roh: 130 g)							
5 g Öl (Grillpfanne)							
130 g = 2 BE Kartoffeln, gekocht							
200 g Karotten oder Gemüse-Austauschtabelle Gruppe 2, S. 125	(3)				(388)	(1623)	

1500 kcal/6280 kJ

17 (Fortsetzung)

	BE	Eiweiß g	Fett g	KH g	Nährwert kcal	Nährwert kJ	Änd. d. beh. Arztes
Abendessen: *Rehragout*							
100 g Rehfleisch (ohne Knochen)		21	1	—	106	444	
10 g Öl		—	10	—	93	389	
20 g Sahne 30%		—	6	1	63	264	
130 g = 2 BE Kartoffeln, gekocht		3	—	24	113	473	
200 g Rotkohl oder Gemüse-Austauschtabelle Gruppe 2, S. 125		3	—	9	54	226	
Summe:	3	27	17	34	429	1796	
oder *Aal, geräuchert:*							
50 g Aal, geräuchert							
75 g = 3 BE Brot							
100 g Hüttenkäse	(3)				(488)	(2041)	
Gesamtsumme:	ca. 14	65	55	162	1506	6303	

18

	BE	Eiweiß g	Fett g	KH g	Nährwert kcal	Nährwert kJ	Änd. d. beh. Arztes
Gleichbleibende Mahlzeiten	ca. 7	13	17	84	582	2436	
Mittagessen: *Rehschnitzel*							
150 g Rehschnitzel (Keule) (roh: 180 g)		32	2	—	159	666	
15 g Butter oder Margarine		—	12	—	117	489	
130 g = 2 BE Kartoffeln, gekocht		3	—	24	113	473	
200 g Rotkohl oder Gemüse-Austauschtabelle Gruppe 2, S. 125		3	—	9	54	226	
Summe:	3	38	14	33	443	1854	
oder *Kasseler Schweinefleisch:* mit Sauerkraut							
100 g Kasseler, gekocht (roh: 120 g)							
130 g = 2 BE Kartoffeln, gekocht							
200 g Sauerkraut oder Gemüse-Austauschtabelle Gruppe 1, S. 124	(3)				(417)	(1744)	
Abendessen: *Bündner Fleisch, Käse*							
40 g Bündner Fleisch		16	4	—	106	442	
30 g Edamer Käse 30% Fett i. Tr.		8	5	1	84	351	
75 g = 3 BE Mischbrot		5	1	38	189	794	
15 g Butter oder Margarine, grüne Salate		—	12	—	117	489	
Summe:	3	29	22	39	496	2076	
oder *Ölsardinen, Käse:*							
50 g Ölsardinen							
30 g Emmentaler Käse 45% Fett i. Tr.							
75 g = 3 BE Mischbrot							
10 g Butter, grüne Salate	(3)				(486)	(2033)	
Gesamtsumme:	13	80	53	156	1521	6366	

1500 kcal/6280 kJ	BE	Eiweiß g	Fett g	KH g	Nährwert kcal	Nährwert kJ	Änd. d. beh. Arztes
19							
Gleichbleibende Mahlzeiten	ca. 7	13	17	84	582	2436	
Mittagessen: *Forelle blau*							
150 g Forelle (roh: 300 g)		29	4	—	168	703	
200 g = 3 BE Kartoffeln, gekocht		4	—	37	174	728	
15 g Butter, grüne Salate		—	12	—	117	489	
Summe:	3	33	16	37	459	1920	
oder *Karpfen blau:*							
150 g Karpfen (roh: 300 g)							
200 g = 3 BE Kartoffeln, gekocht							
10 g Meerrettich und 10 g Sahne							
10 g Butter, grüne Salate	(3)				(479)	(2004)	
Abendessen: *Forellenfilet, geräuchert*							
100 g Forellenfilet, geräuchert		22	4	—	130	543	
75 g = 3 BE Mischbrot		5	1	38	189	794	
50 g Hüttenkäse		8	2	1	62	259	
10 g Butter, grüne Salate		—	8	—	78	326	
Summe:	3	35	15	39	459	1922	
oder *Miesmuschel-Ragout:*							
200 g Miesmuscheln (roh: 400 g)							
5 g Mehl, Zwiebeln, Pfeffer (Soße)							
15 g Butter							
40 g Reis	(3)				(426)	(1782)	
Gesamtsumme:	13	81	48	160	1500	6278	

1500 kcal/6280 kJ	BE	Eiweiß g	Fett g	KH g	Nährwert kcal	Nährwert kJ	Änd. d. beh. Arztes
20							
Gleichbleibende Mahlzeiten	ca. 7	13	17	84	582	2436	
Mittagessen: *Seelachs, gebacken*							
150 g Seelachs (Pfanne) (roh: 250 g)		27	1	—	132	552	
15 g Butter oder Margarine		—	12	—	117	489	
200 g = 3 BE Kartoffeln, gekocht grüne Salate		4	—	37	174	728	
Summe:	3	31	13	37	423	1769	
oder *Schellfisch, gekocht:*							
200 g Schellfisch (roh: 350 g)							
200 g = 3 BE Kartoffeln, gekocht							
15 g Butter, grüne Salate	(3)				(451)	(1886)	
Abendessen: *Fischsalat*							
150 g Schellfisch, gekocht (roh: 250 g)		27	—	—	120	502	
50 g Joghurt 3,5% Fett		2	2	7	49	205	
30 g Kaffeesahne 10% Fett		1	3	1	39	162	
75 g = 3 BE Mischbrot		5	1	38	189	794	
10 g Butter oder Margarine, grüne Salate		—	8	—	78	326	
Summe:	3½	35	14	46	475	1989	
oder *Zander, gekocht:*							
150 g Zander (roh: 300 g)							
200 g = 3 BE Kartoffeln, gekocht							
15 g Butter, grüne Salate	(3)				(430)	(1799)	
Gesamtsumme:	ca. 14	79	44	167	1480	6194	

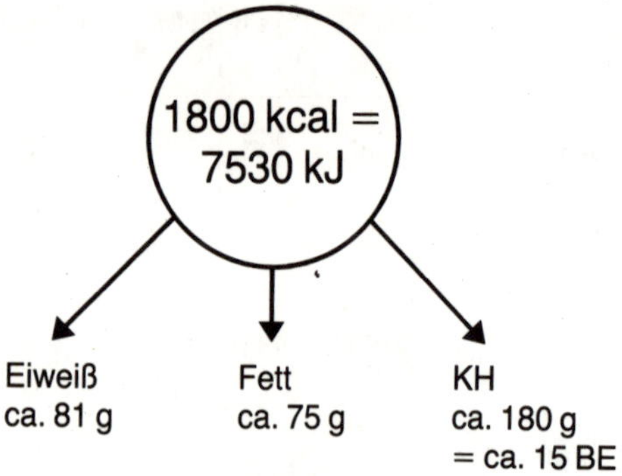

Gleichbleibende Mahlzeiten (Standard)
für 1800 kcal = 7530 kJ

Nährwerteinheit: 1 kcal = 4,1 kJ
1 BE = 1 Broteinheit = 12 g KH

Mahlzeiten	BE	Eiweiß g	Fett g	KH g	Nähr-wert kcal	Nähr-wert kJ	Änd. d. beh. Arztes
1. Frühstück							
Kaffee oder Tee							
50 g = 2 BE Mischbrot		3	—	26	126	529	
15 g Butter *oder* Margarine *oder* 35 g Leberwurst *oder* Wurst-Austauschtabelle 1b, S. 126 *oder* 35 g Edamer Käse 40% Fett i. Tr. *oder* Käse-Austauschtabelle 1b, S. 128		—	12	—	117	489	
10 g Diabetiker-Konfitüre		—	—	5	24	100	
1 Ei		7	6	—	87	364	
2. Frühstück							
100 g Apfel *oder* Obst-Austauschtabelle S. 124 (roh oder als Kompott)		—	—	13	55	230	
Nachmittag							
50 g = 2 BE Mischbrot		3	—	26	126	529	
15 g Butter *oder* Margarine *oder* Wurst *oder* Käse wie 1. Frühstück		—	12	—	117	489	
100 g Obst wie 2. Frühstück		—	—	13	55	230	
Spätmahlzeit							
100 g Apfel *oder* Obst-Austauschtabelle S. 124		—	—	13	55	230	
oder 150 g Früchtemagerjoghurt S. 39		(5)	(—)	(7)	(51)	(213)	
oder 60 g Quark und 10 g Trinkmilch mit oder ohne Dünstobst S. 36		(10)	(—)	(1)	(58)	(243)	
Gesamtsumme:	9	13	30	96	762	3190	

Mittag- und Abendessen wie Speiseplan Nr. 1–20 bei 2000 kcal/8370 kJ

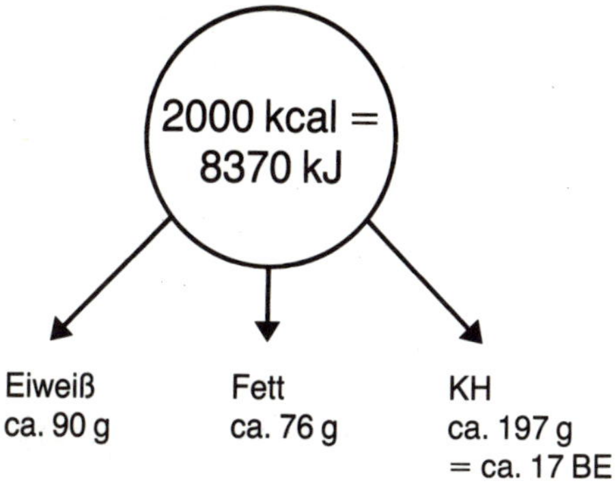

Gleichbleibende Mahlzeiten (Standard) für 2000 kcal = 8370 kJ

Nährwerteinheit: 1 kcal = 4,1 kJ
1 BE = 1 Broteinheit = 12 g KH

Mahlzeiten	BE	Eiweiß g	Fett g	KH g	Nährwert kcal	Nährwert kJ	Änd. d. beh. Arztes
1. Frühstück							
Kaffee oder Tee							
50 g = 2 BE Mischbrot		3	—	26	126	529	
15 g Butter *oder* Wurst-Käse-Austauschtabelle 1b, S. 126, 128		—	12	—	117	489	
20 g Diabetiker-Konfitüre		—	—	10	48	201	
1 Ei		7	6	—	87	364	
2. Frühstück							
25 g = 1 BE Mischbrot		2	—	13	63	264	
10 g Butter *oder* Wurst-Käse-Austauschtabelle 1a, S. 125, 128		—	8	—	78	326	
100 g Apfel *oder* nach Obst-Austauschtabelle S. 124		—	—	13	55	230	
Nachmittag							
50 g = 2 BE Mischbrot		3	—	26	126	529	
10 g Butter *oder* Wurst *oder* Käse wie 2. Frühstück		—	8	—	78	326	
100 g Obst wie 2. Frühstück		—	—	13	55	230	
Spätmahlzeit							
100 g Apfel *oder* Obst-Austauschtabelle S. 124		—	—	13	55	230	
oder 150 g Magerfrüchtejoghurt S. 39		(5)	(—)	(7)	(51)	(213)	
oder 60 g Magerquark und 10 g Trinkmilch mit oder ohne Dünstobst S. 36		(10)	(—)	(—)	(58)	(243)	
Gesamtsumme:	9–10	15	34	114	888	3718	

2000 kcal/8370 kJ

1

	BE	Eiweiß g	Fett g	KH g	Nährwert kcal	Nährwert kJ	Änd. d. beh. Arztes
Gleichbleibende Mahlzeiten	9–10	15	34	114	888	3718	
Mittagessen: *Königsberger Klops*							
150 g Kalbfleisch (Brust) (roh: 260 g)		28	9	—	213	891	
1 Ei		7	6	—	87	364	
10 g Butter		—	8	—	78	326	
6 g Paniermehl		—	—	3	17	71	
3 g Mehl		—	—	2	10	42	
200 g = 3 BE Kartoffeln, gekocht, grüne Salate		4	—	37	174	728	
Summe:	ca. 3	39	23	42	579	2422	
oder *Rinderleber, gebraten:*							
200 g Rindsleber							
10 g Öl, grüne Salate							
200 g = 3 BE Kartoffeln, gekocht oder KH-Austauschtabelle S. 123	(3)				(545)	(2280)	
Abendessen: *Fleischsalat, Käse*							
100 g Fleischsalat (Handelsware)		5	31	3	314	1314	
75 g = 3 BE Brot		5	1	38	189	794	
30 g Camembert 30% Fett i. Tr. Radieschen, grüne Salate		7	4	—	69	290	
Summe:	3	17	36	41	572	2398	
oder *Wurst, Käse:*							
50 g Mettwurst (Teewurst)							
75 g = 3 BE Mischbrot							
50 g Hüttenkäse oder Speisequark 20% Fett Tomate, Gurke usw.	(3)				(517)	(2163)	
Gesamtsumme:	ca. 17	71	93	197	2039	8538	

2

	BE	Eiweiß g	Fett g	KH g	Nährwert kcal	Nährwert kJ	Änd. d. beh. Arztes
Gleichbleibende Mahlzeiten	9–10	15	34	114	888	3718	
Mittagessen: *Spiegeleier, Spinat*							
3 Eier		19	17	1	249	1041	
10 g Margarine		—	8	—	76	318	
200 g = 3 BE Kartoffeln, gekocht		4	—	37	174	728	
200 g Spinat oder Gemüse-Austauschtabelle Gruppe 1, S. 124		3	1	7	52	218	
Summe:	ca. 3	26	26	45	551	2305	
oder *Gefüllte Tomaten:*							
2–3 Tomaten							
100 g Rinderhackfleisch							
1 Ei							
5 g Paniermehl							
200 g = 3 BE Kartoffeln, gekocht, grüne Salate	(3)				(503)	(2104)	

2000 kcal/8370 kJ	BE	Eiweiß g	Fett g	KH g	Nähr-wert kcal	Nähr-wert kJ	Änd. d. beh. Arztes
2 (Fortsetzung)							
Abendessen: *Leberknödel*							
100 g Rinderleber		20	3	6	139	582	
50 g Rindfleisch (Keule) (roh: 60 g)		10	4	—	79	332	
1 Ei		7	6	—	87	364	
5 g Paniermehl		—	—	3	14	59	
200 g = 3 BE Kartoffeln, gekocht		4	—	37	174	728	
200 g Sauerkraut		3	1	8	52	218	
Summe:	ca. 4	44	14	54	545	2283	
oder *Kalbssülze, Käse:*							
150 g Kalbssülze – s. Lief.-Verz. S. 50							
20 g Emmentaler Käse 45% Fett i. Tr.							
75 g = 3 BE Mischbrot							
10 g Butter, grüne Salate	(3)				(528)	(2209)	
Gesamtsumme:	ca. 18	85	74	213	1984	8306	

3	BE	Eiweiß g	Fett g	KH g	Nähr-wert kcal	Nähr-wert kJ	Änd. d. beh. Arztes
Gleichbleibende Mahlzeiten	9–10	15	34	114	888	3718	
Mittagessen: *Schweineschnitzel*							
100 g Schweineschnitzel (Keule) (roh: 110 g)		17	23	—	292	1222	
5 g Öl (beschichtete Pfanne)		—	5	—	46	192	
200 g = 3 BE Kartoffeln, gekocht oder KH-Austauschtabelle S. 123		4	—	37	174	728	
200 g Rotkohl oder Gemüse-Austauschtabelle Gruppe 2, S. 125		3	—	9	54	226	
Summe:	ca. 4	24	28	46	566	2368	
oder *Fleischkäse:*							
100 g Fleischkäse							
5 g Öl (beschichtete Pfanne)							
200 g = 3 BE Kartoffeln, gekocht							
200 g Rotkohl oder Gemüse-Austauschtabelle Gruppe 2, S. 125	(ca. 4)				(545)	(2280)	
Abendessen: *Marinierter Hering*							
100 g Hering, mariniert		16	16	—	225	941	
50 g Joghurt 3,5% Fett		2	2	2	35	146	
75 g = 3 BE Mischbrot		5	1	38	189	794	
100 g Speisequark 20% Fett, Tomaten, Gurken		13	5	3	117	490	
Summe:	ca. 4	36	24	43	566	2371	
oder *Heißes Schinken-Käse-Brot:*							
50 g gekochter Schinken							
50 g Emmentaler Käse							
75 g = 3 BE Mischbrot							
Tomate, Gurke, grüne Salate	(4)				(506)	(2117)	
Gesamtsumme:	ca. 17	75	86	203	2020	8457	

2000 kcal/8370 kJ	BE	Eiweiß g	Fett g	KH g	Nährwert kcal	Nährwert kJ	Änd. d. beh. Arztes
4							
Gleichbleibende Mahlzeiten	9–10	15	34	114	888	3718	
Mittagessen: *Kalbsschnitzel*							
200 g Kalbsschnitzel		41	4	—	216	904	
10 g Öl		—	10	—	93	389	
200 g = 3 BE Kartoffeln, gekocht oder KH-Austauschtabelle S. 123		4	—	37	174	728	
200 g Spinat oder Gemüse-Austauschtabelle Gruppe 1, S. 124		5	1	7	52	218	
Summe:	ca. 4	50	15	44	535	2239	
oder *Kalbsgulasch:*							
200 g Kalbfleisch (Bug) (roh: 260 g)							
10 g Öl, Tomate, Paprika, Gewürze							
200 g = 3 BE Kartoffeln, gekocht oder KH-Austauschtabelle S. 123							
200 g oder Gemüse-Austauschtabelle Gruppe 1, S. 124	(ca. 4)				(555)	(2322)	
Abendessen: *Pellkartoffeln mit Quark*							
200 g Speisequark 20% Fett oder Hüttenkäse		25	10	6	234	979	
200 g = 3 BE Kartoffeln als Pellkartoffeln		4	—	37	174	728	
15 g Butter, grüne Salate		—	12	—	117	489	
Summe:	ca. 4	29	22	43	525	2196	
oder *Ochsenzunge, gepökelt:*							
100 g Rinderzunge, gepökelt (roh: 140 g)							
15 g Butter, Gurke, Tomate, grüne Salate							
75 g = 3 BE Mischbrot	(3)				(529)	(2213)	
Gesamtsumme:	ca. 17	94	71	201	1948	8153	

5	BE	Eiweiß g	Fett g	KH g	Nährwert kcal	Nährwert kJ	Änd. d. beh. Arztes
Gleichbleibende Mahlzeiten	9–10	15	34	114	888	3718	
Mittagessen: *Paprika, gefüllt*							
1 Paprikaschote							
100 g Rinderhackfleisch Zwiebel, Tomate, Gewürze		23	14	—	234	978	
1 Ei		7	6	—	87	364	
10 g Öl		—	10	—	93	389	
200 g = 3 BE Kartoffeln, gekocht		4	—	37	174	728	
Summe:	3	34	30	37	588	2459	
oder *Rindfleischeintopf:*							
150 g Rindfleisch (Kamm) (roh: 200 g) Blumenkohl, Kohlrabi, Wirsing Lauch, Sellerie							
200 g = 3 BE Kartoffeln, gekocht	(3)				(527)	(2204)	

2000 kcal/8370 kJ	BE	Eiweiß g	Fett g	KH g	Nährwert kcal	Nährwert kJ	Änd. d. beh. Arztes
5 (Fortsetzung)							
Abendessen: *Ei und Käse*							
1 Ei		7	6	—	87	364	
30 g Edamer Käse 40% Fett i. Tr.		8	7	1	102	427	
30 g Emmentaler Käse 45% Fett i. Tr.		9	9	1	123	515	
75 g = 3 BE Mischbrot		5	1	38	189	794	
10 g Butter, grüne Salate		—	8	—	78	326	
Summe:	3	29	31	40	579	2426	
oder *Roter Heringssalat:*							
125 g roter Heringssalat 75 g = 3 BE Mischbrot, Rettich oder Radieschen, grüner Salat	(3)				(511)	(2143)	
Gesamtsumme:	16	78	95	191	2055	8603	

6	BE	Eiweiß g	Fett g	KH g	Nährwert kcal	Nährwert kJ	Änd. d. beh. Arztes
Gleichbleibende Mahlzeiten	9–10	15	34	114	888	3718	
Mittagessen: *Rindergulasch*							
200 g Rindfleisch (Keule) (roh: 240 g)		42	14	—	318	1331	
5 g Öl, Zwiebel, Tomate, Gewürze		—	5	—	46	192	
200 g = 3 BE Kartoffeln, gekocht oder KH-Austauschtabelle S. 123		4	—	37	174	728	
Bunter Salatteller S. 24		—	—	6	50	209	
Summe:	ca. 3–4	46	19	43	588	2460	
oder *Rindfleisch, gekocht:*							
200 g Rindfleisch (Kamm) (roh: 260 g) 200 g = 3 BE Kartoffeln, gekocht 200 g Grünkohl oder Gemüse-Austauschtabelle Gruppe 2, S. 125	(3–4)				(554)	(2317)	
Abendessen: *Gekochter Schinken, Käse*							
100 g gekochter Schinken		21	13	—	216	904	
75 g = 3 BE Brot		5	1	38	189	794	
10 g Butter, grüne Salate		—	8	—	78	326	
50 g Hüttenkäse oder Quark 20% Fett i. Tr.		8	2	1	62	259	
Summe:	3	34	24	39	545	2283	
oder *Rinder-Hacksteak:*							
100 g Rinderhackfleisch 10 g Öl 200 g = 3 BE Kartoffeln, gekocht oder KH-Austauschtabelle S. 123 Bunter Salatteller, z. B. Radieschen in Kresse S. 24	(3–4)				(550)	(2301)	
Gesamtsumme:	16	95	77	196	2021	8461	

2000 kcal/8370 kJ	BE	Eiweiß g	Fett g	KH g	Nährwert kcal	Nährwert kJ	Änd. d. beh. Arztes
7							
Gleichbleibende Mahlzeiten	9–10	15	34	114	888	3718	
Mittagessen: *Kalbshaxe*							
200 g Kalbfleisch (Haxe) (roh: 320 g)		42	4	—	214	895	
10 g Öl		—	10	—	93	389	
200 g = 3 BE Kartoffeln, gekocht oder KH-Austauschtabelle S. 123		4	—	37	174	728	
200g Rotkraut oder Gemüse-Austauschtabelle Gruppe 2, S. 125		3	—	9	54	226	
Summe:	3–4	49	14	46	535	2238	
oder *Kalbsleber:*							
200 g Kalbsleber							
10 g Öl, grüne Salate							
200 g = 3 BE Kartoffeln, gekocht oder Püree nach KH-Austauschtabelle S. 123	(3–4)				(545)	(2280)	
Abendessen: *Hähnchenbraten (gegrillt)*							
250 g Hähnchen (roh: 338 g) =½ kleines Hähnchen		51	14	—	360	1506	
5 g Öl		—	5	—	46	192	
200 g = 3 BE Kartoffeln als Kartoffelsalat		4	—	37	174	728	
3 g Öl, Essig, Zwiebel, grüne Salate		—	3	—	28	117	
Summe:	3	55	22	37	608	2543	
oder *Fleischsalat (selbstzubereitet):*							
150 g Kalbfleisch							
50 g Apfel, Zwiebel, Kapern usw.							
50 g Kaffeesahne 10% Fett							
65 g = 1 BE Kartoffeln, gekocht							
50 g = 2 BE Mischbrot							
10 g Butter, grüne Salate	(3–4)				(547)	(2288)	
Gesamtsumme:	16	119	70	197	2031	8499	

8	BE	Eiweiß g	Fett g	KH g	Nährwert kcal	Nährwert kJ	Änd. d. beh. Arztes
Gleichbleibende Mahlzeiten	9–10	15	34	114	888	3718	
Mittagessen: *Rumpsteak*							
150 g Rindfleisch (Lende) (roh: 170 g)		31	15	—	282	1180	
10 g Butter		—	8	—	78	326	
130 g = 2 BE Kartoffeln, gekocht oder KH-Austauschtabelle S. 123		3	—	24	113	473	
100 g = 1 BE grüne Erbsen		13	—	13	87	364	
Summe:	3	47	23	37	560	2343	
oder *Miesmuscheln-Ragout, Käse:*							
200 g Miesmuscheln (roh: 400 g)							
5 g Mehl, Zwiebeln, Pfeffer (Soße)							
15 g Butter oder Margarine							
30 g Reis							
25 g = 1 BE Brot							
30 g Camembert 45% Fett i. Tr.	(3)				(542)	(2267)	

2000 kcal/8370 kJ

8 (Fortsetzung)

	BE	Eiweiß g	Fett g	KH g	Nährwert kcal	Nährwert kJ	Änd. d. beh. Arztes
Abendessen: *Käsesalat mit Gurke*							
50 g Emmentaler Käse 45% Fett i. Tr.		14	15	1	205	858	
10 g Mayonnaise 50% Fett i. Tr.		—	5	—	51	213	
30 g Kaffeesahne 10% Fett		1	3	1	38	159	
100 g Gurke, Gewürze		—	—	1	10	42	
75 g = 3 BE Mischbrot		5	1	38	189	794	
10 g Butter		—	8	—	78	326	
Summe:	ca. 3	20	32	40	571	2392	
oder *Heringssalat (selbstzubereitet):*							
100 g Matjesfilet							
130 g = 2 BE Kartoffeln, gekocht							
100 g rote Bete (Glas), Gurken, Kapern, Essig, Pfeffer etc.							
2 Schnitten Knäckebrot = 1 BE mit Tomatenketchup	(ca. 4)				(511)	(2130)	
Gesamtsumme:	16	82	89	191	2019	8453	

9

	BE	Eiweiß g	Fett g	KH g	Nährwert kcal	Nährwert kJ	Änd. d. beh. Arztes
Gleichbleibende Mahlzeiten	9–10	15	34	114	888	3718	
Mittagessen: *Kalbsroulade*							
200 g Kalbsroulade (Kalbsschnitzel)		41	4	—	216	904	
10 g Öl, Zwiebel, Gurke, Paprika, Tomate		—	10	—	93	389	
200 g = 3 BE Kartoffeln, gekocht oder KH-Austauschtabelle S. 123		4	—	37	174	728	
200 g Blumenkohl oder Gemüse-Austauschtabelle Gruppe 1, S. 124		5	1	8	56	234	
Summe:	3–4	50	15	45	539	2255	
oder *Gemüseeintopf:*							
150 g Rindfleisch (Kamm) (roh: 180 g) Blumenkohl, Kohlrabi Lauch, Sellerie							
200 g = 3 BE Kartoffeln, gekocht	(3–4)				(527)	(2205)	
Abendessen: *Fleischkäse*							
50 g Fleischkäse		6	11	—	135	564	
40 g Edamer Käse 40% Fett i. Tr.		10	9	1	136	569	
75 g = 3 BE Mischbrot		5	1	38	189	794	
Bunter Salatteller S. 24, 25		—	—	6	50	209	
Summe:	3–4	21	21	45	510	2136	
oder *Lachsschinken, Käse:*							
100 g Lachsschinken							
30 g Camembert 45% Fett i. Tr.							
75 g = 3 BE Mischbrot							
10 g Margarine, grüne Salate	(3)				(548)	(2296)	
Gesamtsumme:	17	86	70	204	1937	8109	

2000 kcal/8370 kJ **10**	BE	Eiweiß g	Fett g	KH g	Nährwert kcal	Nährwert kJ	Änd. d. beh. Arztes
Gleichbleibende Mahlzeiten	9–10	15	34	114	888	3718	
Mittagessen: *Kalbsbraten*							
200 g Kalbfleisch (Bug) (roh: 250 g)		41	6	—	236	987	
10 g Öl		—	10	—	93	389	
130 g = 2 BE Kartoffeln, gekocht oder KH-Austauschtabelle S. 123		3	—	24	113	473	
100 g Schwarzwurzeln (roh: 180 g) oder Gemüse-Austauschtabelle Gruppe 3, S. 125		1	—	16	74	310	
Summe:	3	45	16	40	516	2159	
oder *Schweinebraten:*							
150 g Schweinefilet							
5 g Öl (Grillpfanne)							
200 g = 3 BE Kartoffeln, gekocht oder KH-Austauschtabelle S. 123							
200 g Rotkohl oder Gemüse-Austauschtabelle Gruppe 2, S. 125	(3–4)				(539)	(2255)	
Abendessen: *Fleischspießchen (Backofen)*							
100 g Rindfleisch (Keule) (roh: 120 g)		21	7	—	159	665	
100 g Rinderleber als Fleischstücke Zwiebeln, Tomaten, Paprika		20	3	6	139	582	
10 g Öl		—	10	—	93	389	
40 g = 3 BE Reis		3	—	31	147	615	
Summe:	2–3	44	20	37	538	2251	
oder *Schweizer Wurstsalat:*							
50 g Lyoner Wurst							
30 g Emmentaler Käse 45% Fett i. Tr. Essig, Zwiebel, Gewürze							
75 g = 3 BE Mischbrot							
10 g Butter, Tomaten, grüne Salate	(3)				(557)	(2330)	
Gesamtsumme:	16	104	70	191	1942	8128	

2000 kcal/8370 kJ	BE	Eiweiß g	Fett g	KH g	Nährwert kcal	Nährwert kJ	Änd. d. beh. Arztes
11							
Gleichbleibende Mahlzeiten	9–10	15	34	114	888	3718	
Mittagessen: *2 Schinken-Lauch-Röllchen (im Backofen)*							
100 g Schinken, gekocht		21	13	—	216	904	
150 g Lauch (roh: 200 g), Brühe		7	—	9	57	238	
20 g Parmesankäse		7	5	1	82	343	
200 g = 3 BE Kartoffeln, gekocht oder KH-Austauschtabelle S. 123		4	—	37	174	728	
Summe:	4	39	18	47	529	2213	
oder *Schweineherz, gedämpft:*							
150 g Schweineherz							
15 g Margarine							
5 g Mehl, Brühe (Soße)							
200 g = 3 BE Kartoffeln, gekocht oder KH-Austauschtabelle S. 123							
200 g Fenchelgemüse oder Gemüse-Austauschtabelle Gruppe 3, S. 125	(4)				(545)	(2280)	
Abendessen: *Rindfleischsalat*							
150 g Rindfleisch (Kamm), (gekocht) (roh: 200 g)		29	9	—	216	903	
50 g Apfel		—	—	6	27	115	
50 g Joghurt 3,5% Fett		2	—	2	35	148	
30 g Kaffeesahne 10% Fett		1	3	1	38	159	
Gurken, Zwiebel, Paprika, Tomate							
75 g = 3 BE Mischbrot		5	1	38	189	794	
10 g Butter oder Margarine		—	8	—	78	326	
Summe:	ca. 3–4	37	21	47	583	2445	
oder *Tatarbrot, Käse:*							
100 g Schabefleisch (Tatar)							
5 g Öl, Zwiebel, Kapern, Tomatenscheiben							
40 g Camembert 45% Fett i. Tr.							
75 g = 3 BE Brot							
10 g Butter oder Margarine	(3)				(555)	(2322)	
Gesamtsumme:	17	91	73	208	2000	8376	

2000 kcal/8370 kJ	BE	Eiweiß g	Fett g	KH g	Nährwert kcal	Nährwert kJ	Änd. d. beh. Arztes
12							
Gleichbleibende Mahlzeiten	9–10	15	34	114	888	3718	
Mittagessen: *Krautwickel (Bratofen)*							
Weißkrautblätter							
150 g Rinderhackfleisch (Keule) (roh: 180 g)		31	11	—	238	997	
5 g Paniermehl		—	—	3	14	59	
1 Ei		7	6	—	87	364	
10 g Öl		—	10	—	93	389	
200 g = 3 BE Kartoffeln, gekocht oder KH-Austauschtabelle S. 123		4	—	37	174	728	
Summe:	ca. 3	42	27	40	606	2537	
oder *Schweinenieren, gedämpft:*							
150 g Schweinenieren (roh: 180 g)							
15 g Margarine, 5 g Mehl (Soße)							
130 g = 2 BE Kartoffeln, gekocht							
150 g = 1 BE Fenchelkraut oder Gemüse-Austauschtabelle Gruppe 3, S. 125	(3–4)				(507)	(2121)	
Abendessen: *Krabbencocktail*							
125 g Krabben (Garnelen)		23	2	—	120	502	
30 g Kaffeesahne		1	3	1	38	159	
20 g Mayonnaise 50% Fett		—	10	1	102	427	
einige Mandarinenstücke							
75 g = 3 BE Toastbrot		5	—	38	189	790	
15 g Butter, grüne Salate		—	12	—	117	489	
Summe:	3	29	27	40	566	2367	
oder *Geflügelsalat (Handelsware):*							
125 g Geflügelsalat (Nadler)							
75 g = 3 BE Brot	(3)				(565)	(2363)	
Gesamtsumme:	ca. 16	86	88	194	2060	8622	

13

	BE	Eiweiß g	Fett g	KH g	Nährwert kcal	Nährwert kJ	Änd. d. beh. Arztes
Gleichbleibende Mahlzeiten	9–10	15	34	114	888	3718	
Mittagessen: *Putenschnitzel*							
150 g Putenschnitzel		34	10	—	246	1029	
15 g Butter oder Margarine		—	12	—	117	489	
130 g = 2 BE Kartoffeln, gekocht		3	—	24	113	473	
200 g Rosenkohl oder Gemüse-Austauschtabelle Gruppe 2, S. 125		9	1	14	104	435	
Summe:	3	46	23	38	580	2426	
oder *Kaninchen-(Stallhasen-)Braten:*							
150 g Kaninchenfleisch (roh: 190 g)							
15 g Margarine							
200 g = 3 BE Kartoffeln, gekocht oder KH-Austauschtabelle S. 123							
200 g Rotkohl oder Gemüse-Austauschtabelle Gruppe 2, S. 125	(3–4)				(592)	(2476)	

2000 kcal/8370 kJ	BE	Eiweiß g	Fett g	KH g	Nährwert kcal	Nährwert kJ	Änd. d. beh. Arztes
13 (Fortsetzung)							
Abendessen: *Roastbeef, Käse*							
100 g Roastbeef		21	10	—	188	787	
5 g Öl		—	5	—	46	192	
30 g Edamer Käse 30% Fett i. Tr.		8	5	1	84	351	
75 g = 3 BE Mischbrot		4	1	38	189	794	
10 g Margarine, grüne Salate		—	8	—	78	326	
Summe:	3	33	29	39	585	2450	
oder *Geräucherter Lachs, Käse:*							
50 g geräucherter Lachs							
75 g = 3 BE Toast							
10 g Butter, Zwiebel oder Kapern oder Meerrettich							
30 g Emmentaler Käse 45% Fett i. Tr.	(3)				(519)	(2171)	
Gesamtsumme:	16	94	86	191	2053	8594	

14	BE	Eiweiß g	Fett g	KH g	Nährwert kcal	Nährwert kJ	Änd. d. beh. Arztes
Gleichbleibende Mahlzeiten	9–10	15	34	114	888	3718	
Mittagessen: *Filetsteak*							
200 g Rindfleisch (Filet)		38	9	—	252	1054	
15 g Butter oder Margarine		—	12	—	117	489	
130 g = 2 BE Kartoffeln, gekocht oder KH-Austauschtabelle S. 123		3	—	24	113	473	
200 g Rosenkohl		9	1	14	104	435	
Summe:	3	50	22	38	586	2451	
oder *Kasseler, gekocht, Sauerkraut:*							
125 g Kasseler							
200 g = 3 BE Kartoffeln, gekocht							
200 g Sauerkraut	(3–4)				(542)	(2267)	
Abendessen: *Geflügelsalat*							
200 g Hühnerfleisch, gekocht (roh: 270 g)		41	6	—	240	1004	
50 g Kaffeesahne 10% Fett		1	5	2	63	264	
Brühe, frische Ananas, Apfel							
75 g = 3 BE Mischbrot		5	1	38	189	794	
10 g Butter, grüne Salate		—	8	—	78	326	
Summe:	3	47	20	40	570	2388	
oder *Heringsfilet in Tomatensauce:*							
100 g Heringsfilet in Tomatensauce							
75 g = 3 BE Mischbrot							
10 g Butter, Bunter Salatteller	(3–4)				(534)	(2234)	
Gesamtsumme:	16	112	76	192	2044	8557	

2000 kcal/8370 kJ	BE	Eiweiß g	Fett g	KH g	Nährwert kcal	Nährwert kJ	Änd. d. beh. Arztes
15							
Gleichbleibende Mahlzeiten	9–10	15	34	114	888	3718	
Mittagessen: *Rindsroulade*							
200 g Rindfleisch (Keule) (roh: 240 g)		42	14	—	318	1331	
5 g Öl, Zwiebel, Gewürze, Paprika		—	5	—	46	192	
130 g = 2 BE Kartoffeln, gekocht		3	—	24	113	473	
200 g = 1 BE Rosenkohl oder Gemüse-Austauschtabelle Gruppe 2, S. 125		9	1	14	104	435	
Summe:	3	54	20	38	581	2431	
oder *Rindfleisch, gekocht:*							
200 g Rindfleisch (Kamm) (roh: 270 g)							
200 g = 3 BE Kartoffeln, gekocht							
Rote Bete, Kresse, Tomate	(3–4)				(502)	(2100)	
Abendessen: *Münchner Weißwurst*							
125 g Münchner Weißwurst		14	27	—	318	1333	
200 g = 3 BE Pellkartoffeln als Salat mit Gurken, Zwiebel, Essig, Brühe		4	—	37	174	728	
5 g Öl		—	5	—	46	192	
Bunter Salatteller S. 24, 25		—	—	6	50	209	
Summe:	3–4	18	32	43	588	2462	
oder *Speisequark, Corned beef:*							
50 g Corned beef							
100 g Speisequark 20% Fett i. Tr. mit Zwiebel, Kümmel oder Schnittlauch angemacht							
75 g = 3 BE Mischbrot							
10 g Butter							
Bunter Salatteller	(3–4)				(541)	(2263)	
Gesamtsumme:	16	87	86	195	2057	8611	

	BE	Eiweiß g	Fett g	KH g	Nährwert kcal	Nährwert kJ	Änd. d. beh. Arztes
16							
Gleichbleibende Mahlzeiten	9–10	15	34	114	888	3718	
Mittagessen: *Deutsches Beefsteak*							
100 g Rinderhackfleisch		23	14	—	234	978	
½ Ei		3	3	—	43	180	
5 g Öl		—	5	—	46	192	
200 g = 3 BE Kartoffeln, gekocht oder KH-Austauschtabelle S. 123		4	—	37	174	728	
200 g Rotkraut oder Gemüse-Austauschtabelle Gruppe 2, S. 125		3	—	9	54	226	
Summe:	3–4	33	22	46	551	2304	
oder *Wildschweinbraten:*							
200 g Wildschweinkeule							
10 g Öl							
200 g = 3 BE Kartoffeln, gekocht oder KH-Austauschtabelle S. 123							
200 g Rotkraut oder Gemüse-Austauschtabelle Gruppe 2, S. 125	(3–4)				(547)	(2288)	

2000 kcal/8370 kJ	BE	Eiweiß g	Fett g	KH g	Nährwert kcal	Nährwert kJ	Änd. d. beh. Arztes
16 (Fortsetzung)							
Abendessen: *Hühnerfrikassee*							
100 g Hühnerfleisch (roh: 140 g)		18	20	—	274	1146	
60 g Kaffeesahne 10% Fett, Hühnerbrühe		2	6	2	76	318	
40 g = ca. 3 BE Reis, Zitrone, Kapern		3	—	31	147	615	
200 g Spargel		4	—	6	40	167	
Summe:	ca. 3	27	26	39	537	2246	
oder *Kalbsfrikassee:*							
200 g Kalbfleisch (Keule) (roh: 260 g)							
½ Eigelb, Kalbsbrühe, Kapern							
30 g Kaffeesahne 10% Fett							
40 g = ca. 3 BE Reis, Zitrone, Kapern							
200 g Spargel (Dosenware)	3				(512)	(2142)	
Gesamtsumme:	16	75	82	199	1976	8268	

17	BE	Eiweiß g	Fett g	KH g	Nährwert kcal	Nährwert kJ	Änd. d. beh. Arztes
Gleichbleibende Mahlzeiten	9–10	15	34	114	888	3718	
Mittagessen: *Hasenkeule*							
150 g Hasenkeulenfleisch		32	4	—	186	778	
20 g Butter oder Margarine		—	17	—	155	649	
200 g = 3 BE Kartoffeln, gekocht		4	—	37	174	728	
200 g Rotkraut oder Gemüse-Austauschtabelle Gruppe 2, S. 125		3	—	9	54	226	
Summe:	3–4	39	21	46	569	2381	
oder *Rehragout:*							
150 g Reh (Keule)							
10 g Öl, 60 g Kaffeesahne 10% Fett							
200 g = 3 BE Kartoffeln, gekocht							
200 g Rotkraut oder Gemüse-Austauschtabelle Gruppe 2, S. 125	(3–4)				(518)	(2167)	
Abendessen: *Bündner Fleisch, Käse*							
40 g Bündner Fleisch		16	4	—	105	441	
40 g Emmentaler Käse 45% Fett i. Tr.		11	12	1	164	686	
75 g Mischbrot		5	1	38	189	794	
10 g Butter		—	8	—	78	326	
Bunter Salatteller S. 24, 25		—	—	6	50	209	
Summe:	ca. 3–4	32	25	45	586	2456	
oder *Ölsardinen, Käse:*							
50 g Ölsardinen							
30 g Butterkäse 50% Fett i. Tr.							
75 g = 3 BE Mischbrot							
10 g Butter oder Margarine							
Bunter Salatteller S. 24, 25	(3–4)				(542)	(2267)	
Gesamtsumme:	ca. 16	86	80	205	2043	8555	

2000 kcal/8370 kJ	BE	Eiweiß g	Fett g	KH g	Nähr-wert kcal	Nähr-wert kJ	Änd. d. beh. Arztes
18							
Gleichbleibende Mahlzeiten	9–10	15	34	114	888	3718	
Mittagessen: *Hühnertopf*							
125 g Suppenhuhn (roh: 175 g)		23	25	1	342	1432	
30 g = 2 BE Reis		2	—	24	110	461	
200 g Lauch		4	1	13	76	318	
100 g Möhren, Spargel, gekocht		1	—	7	35	146	
Summe:	3–4	30	26	45	563	2357	
oder *Rinderbraten, gegrillt:*							
150 g Rinderbraten (Keule) (roh: 180 g)							
5 g Öl							
200 g = 3 BE Kartoffeln, gekocht oder KH-Austauschtabelle S. 123							
200 g Rotkraut oder Gemüse-Austauschtabelle Gruppe 2, S. 125	(3–4)				(512)	(2142)	
Abendessen: *Rinderherz*							
200 g Rinderherz		34	12	1	266	1113	
10 g Margarine		—	8	—	114	477	
5 g Mehl Soße		—	—	4	18	76	
200 g = 3 BE Kartoffeln, gekocht		4	—	37	174	728	
100 g Zucchini		2	—	5	31	130	
Summe:	3–4	40	20	47	603	2524	
oder *Hammelfleisch mit Bohnen:*							
110 g Hammelfleisch (Keule) (roh: 120 g)							
5 g Öl							
200 g = 3 BE Kartoffeln, gekocht							
200 g Bohnen, grün oder Gemüse-Austauschtabelle Gruppe 2, S. 125	(3–4)				(536)	(2242)	
Gesamtsumme:	17	85	80	206	2054	8599	

19	BE	Eiweiß g	Fett g	KH g	Nährwert kcal	Nährwert kJ	Änd. d. beh. Arztes
Gleichbleibende Mahlzeiten	9–10	15	34	114	888	3718	
Mittagessen: *Rehschnitzel*							
200 g Rehschnitzel (Keule) (roh: 250 g)		43	2	—	212	887	
15 g Butter oder Margarine		—	12	—	117	489	
200 g = 3 BE Kartoffeln, gekocht		4	—	37	174	728	
200 g Rotkraut oder Gemüse-Austauschtabelle Gruppe 2, S. 125		3	—	9	54	226	
Summe:	ca. 4	50	14	46	557	2330	
oder *Forelle blau:*							
200 g Forelle (roh: 380 g!)							
200 g = 3 BE Kartoffeln, gekocht							
15 g Butter							
Bunter Salatteller S. 24	(3–4)				(569)	(2330)	

2000 kcal/8370 kJ	BE	Eiweiß g	Fett g	KH g	Nährwert kcal	Nährwert kJ	Änd. d. beh. Arztes
19 (Fortsetzung)							
Abendessen: *Forellenfilet, geräuchert*							
100 g Forellenfilet		22	4	—	130	543	
75 g = 3 BE Toast		5	1	38	189	790	
30 g Emmentaler 45% Fett i. Tr.		9	9	1	123	515	
15 g Butter, grüner Salat		—	12	—	117	489	
Summe:	3	36	26	39	559	2337	
oder *Aal, geräuchert:*							
50 g Aal, geräuchert							
75 g = 3 BE Mischbrot							
100 g Hüttenkäse, Bunter Salatteller	(3–4)				(538)	(2250)	
Gesamtsumme:	16–17	101	74	199	2004	8385	

20	BE	Eiweiß g	Fett g	KH g	Nährwert kcal	Nährwert kJ	Änd. d. beh. Arztes
Gleichbleibende Mahlzeiten	9–10	15	34	114	888	3718	
Mittagessen: *Seelachs, gebacken*							
200 g Seelachs (roh: 300 g)		37	2	—	176	736	
20 g Margarine		—	16	—	152	636	
200 g = 3 BE Kartoffeln, gekocht		4	—	37	174	728	
Bunter Salatteller S. 24		—	—	6	50	209	
Summe:	3–4	41	18	43	552	2309	
oder *Karpfen blau:*							
250 g Karpfen (roh: 400 g)							
15 g Butter oder Margarine							
200 g = 3 BE Kartoffeln, gekocht							
grüner Salat	(3)				(541)	(2263)	
Abendessen: *Schellfisch, gekocht*							
200 g Schellfisch, (gekocht) (roh: 350 g)		36	—	—	160	669	
20 g Butter oder Margarine		—	17	—	155	649	
200 g = 3 BE Kartoffeln, gekocht		4	—	37	174	728	
Bunter Salatteller s. S. 24		—	—	6	50	209	
Summe:	3–4	40	17	43	539	2255	
oder *Fischsalat:*							
150 g Schellfisch (roh: 350 g)							
50 g Kaffeesahne 10% Fett, Essig, Senf, Zwiebel, Zitrone							
75 g = 3 BE Toast							
15 g Butter	(3–4)				(489)	(2045)	
Gesamtsumme:	17	96	69	200	1979	8282	

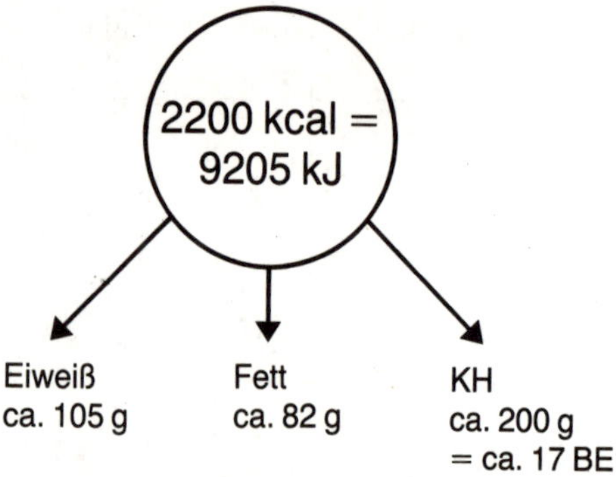

Gleichbleibende Mahlzeiten (Standard)
für 2200 kcal = 9205 kJ

Nährwerteinheit: 1 kcal = 4,1 kJ
1 BE = 1 Broteinheit = 12 g KH

Mahlzeiten	BE	Eiweiß g	Fett g	KH g	Nähr-wert kcal	Nähr-wert kJ	Änd. d. beh. Arztes
1. Frühstück							
Kaffee oder Tee							
75 g = 3 BE Mischbrot		5	1	38	189	794	
20 g Butter *oder* Wurst-Käse-Austauschtabelle 1 c, S. 126, 129		—	17	—	155	649	
20 g Diabetiker-Konfitüre		—	—	10	48	201	
1 Ei		7	6	—	87	364	
2. Frühstück							
50 g = 2 BE Mischbrot		3	—	26	126	529	
10 g Butter *oder* Wurst-Käse-Austauschtabelle 1 a, S. 125, 128		—	8	—	78	326	
100 g Apfel *oder* nach Obst-Austauschtabelle S. 124		—	—	13	55	230	
Nachmittag							
50 g = 2 BE Mischbrot		3	—	26	126	529	
10 g Butter *oder* Wurst-Käse-Austauschtabelle 1 a, S. 125, 128		—	8	—	78	326	
Spätmahlzeit							
50 g Magerquark		9	—	1	44	184	
20 g Trinkmilch 3,5% Fett, Schnittlauch, Zwiebel oder Kümmel		1	1	1	13	54	
25 g = 1 BE Mischbrot		2	—	13	63	264	
oder 20 g Haferflocken		(3)	(1)	(13)	(80)	(335)	
50 g Erdbeeren (Dünstobst mit Süßstoff) *oder* Obst-Austauschtabelle S. 124		(—)	(—)	(4)	(18)	(75)	
Gesamtsumme:	10	30	41	128	1062	4450	

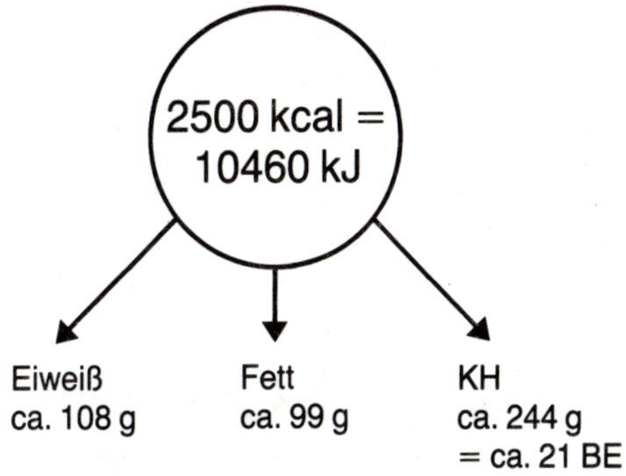

Gleichbleibende Mahlzeiten (Standard)
für 2500 kcal = 10460 kJ

Nährwerteinheit: 1 kcal = 4,1 kJ
1 BE = 1 Broteinheit = 12 g KH

Mahlzeiten	BE	Eiweiß g	Fett g	KH g	Nährwert kcal	Nährwert kJ	Änd. d. beh. Arztes
1. Frühstück							
Kaffee oder Tee							
75 g = 3 BE Mischbrot		5	1	38	189	794	
20 g Butter *oder* Wurst-Käse-Austauschtabelle 1c, S. 126, 129		—	17	—	155	649	
1 Ei		7	6	—	87	364	
20 g Diabetiker-Konfitüre		—	—	10	48	201	
2. Frühstück							
50 g = 2 BE Mischbrot		3	—	26	126	529	
15 g Butter *oder* Wurst-Käse-Austauschtabelle 1b, S. 126, 128		—	12	—	117	489	
150 g Apfel *oder* nach Obst-Austauschtabelle S. 124		—	—	19	79	331	
Nachmittag							
50 g = 2 BE Mischbrot		3	—	26	126	529	
10 g Butter *oder* Wurst-Käse-Austauschtabelle 1a, S. 125, 128		—	8	—	78	326	
Spätmahlzeit							
25 g = 1 BE Mischbrot		2	—	13	63	264	
10 g Butter		—	8	—	78	326	
100 g Apfel		—	—	13	63	264	
oder 25 g = 1 BE Mischbrot		(1)	(—)	(13)	(63)	(264)	
50 g Quark 20% Fett		(6)	(3)	(2)	(58)	(243)	
50 g Dünstobst mit Süßstoff		(—)	(—)	(13)	(55)	(230)	
Gesamtsumme:	12	20	52	145	1209	5066	

2500 kcal/10460 kJ

1

	BE	Eiweiß g	Fett g	KH g	Nährwert kcal	Nährwert kJ	Änd. d. beh. Arztes
Gleichbleibende Mahlzeiten	12	20	52	145	1209	5066	
Mittagessen: *Rindergulasch*							
200 g Rindergulasch (Keule)		42	14	—	318	1331	
10 g Öl, Zwiebel, Tomate, Paprika		—	10	—	93	389	
200 g = 3 BE Kartoffeln, gekocht oder 45 g Reis		4	—	37	174	728	
200 g Karotten oder Gemüse-Austauschtabelle Gruppe 2, S. 125		2	—	15	70	293	
Summe:	3–4	48	24	52	655	2741	
oder *Königsberger Klops:*							
150 g Rinderhackfleisch (Keule)							
1 Ei, 3 g Mehl							
10 g Margarine							
200 g = 3 BE Kartoffeln, gekocht oder 45 g Reis	(3)				(623)	(2606)	
Abendessen: *Leberwurst, Käse*							
50 g Leberwurst		6	21	—	225	941	
100 g Hüttenkäse		15	5	3	124	519	
75 g = 3 BE Brot		5	1	38	189	794	
Bunter Salatteller S. 24		—	—	6	50	209	
Summe:	3–4	26	27	47	588	2463	
oder *Corned beef, Käse:*							
100 g Corned beef							
60 g Camembert 45% Fett i. Tr.							
75 g = 3 BE Mischbrot							
Bunter Salatteller S. 24	(4)				(650)	(2719)	
Gesamtsumme:	ca. 20	94	103	244	2452	10270	

2

	BE	Eiweiß g	Fett g	KH g	Nährwert kcal	Nährwert kJ	Änd. d. beh. Arztes
Gleichbleibende Mahlzeiten	12	20	52	145	1209	5066	
Mittagessen: *Rostbraten*							
150 g Rindfleisch (Lende)		31	15	—	282	1179	
10 g Öl, Zwiebel		—	10	—	93	389	
130 g = 2 BE Kartoffeln, gekocht		3	—	24	113	473	
100 g Karotten (Dose) und		1	—	6	30	124	
100 g Erbsen = 1 BE (Dose oder Glas)		5	—	12	79	331	
Summe:	3–4	40	25	42	597	2496	
oder *Spargel mit gekochtem Schinken:*							
500 g Spargel (roh: 675 g)							
10 g Butter, grüne Salate							
100 g gekochter Schinken							
200 g = 3 BE Kartoffeln, gekocht	(3–4)				(568)	(2376)	

2500 kcal/10460 kJ	BE	Eiweiß g	Fett g	KH g	Nährwert kcal	Nährwert kJ	Änd. d. beh. Arztes
2 (Fortsetzung)							
Abendessen: *Fleischsalat (Handelsware)*							
100 g Fleischsalat		5	31	3	314	1314	
75 g = 3 BE Mischbrot		5	1	38	189	794	
100 g Frischkäse (Aldi) 20% Fett i. Tr.		12	4	2	101	426	
Bunter Salatteller S. 24		—	—	6	50	209	
Summe:	4	22	36	49	654	2743	
oder *Heißes Käse-Schinken-Brot:*							
50 g gekochter Schinken							
50 g Emmentaler Käse							
100 g = 4 BE Mischbrot							
10 g Butter, grüne Salate	(4–5)				(668)	(2794)	
Gesamtsumme:	ca. 19	82	113	236	2460	10305	

3	BE	Eiweiß g	Fett g	KH g	Nährwert kcal	Nährwert kJ	Änd. d. beh. Arztes
Gleichbleibende Mahlzeiten	12	20	52	145	1209	5066	
Mittagessen: *Schweineroulade*							
200 g Schweineschnitzel		42	16	—	336	1406	
10 g Öl, Zwiebel, Gurke, Tomate, Paprika		—	10	—	93	389	
200 g = 3 BE Kartoffeln, gekocht		4	—	37	174	728	
200 g Rotkraut oder Gemüse-Austauschtabelle Gruppe 2, S. 125		3	—	9	54	226	
Summe:	3–4	49	26	46	657	2749	
oder *Rinderleber:*							
200 g Rinderleber							
15 g Öl							
200 g = 3 BE Kartoffeln, gekocht oder KH-Austauschtabelle S. 123							
200 g Zucchini oder Gemüse-Austauschtabelle Gruppe 2, S. 125	(3–4)				(653)	(2732)	
Abendessen: *Rinderhacksteak*							
100 g Rinderhackfleisch		23	14	—	233	978	
1 Ei		7	6	—	87	364	
10 g Öl		—	10	—	93	389	
200 g = 3 BE Kartoffeln, gekocht		4	—	37	174	728	
Bunter Salatteller S. 24		—	—	6	50	209	
Summe:	3–4	34	30	43	637	2668	
oder *Ei und Käse:*							
1 Ei							
30 g Gouda-Käse							
30 g Camembert 45% Fett i. Tr.							
75 g = 3 BE Mischbrot							
15 g Butter, Bunter Salatteller S. 24	(3–4)				(653)	(2732)	
Gesamtsumme:	20	103	108	234	2503	10483	

2500 kcal/10460 kJ

4

	BE	Eiweiß g	Fett g	KH g	Nährwert kcal	Nährwert kJ	Änd. d. beh. Arztes
Gleichbleibende Mahlzeiten	12	20	52	145	1209	5066	
Mittagessen: *Gefüllte Tomaten*							
2–3 Tomaten							
150 g Rinderhackfleisch		34	21	—	349	1460	
1 Ei		7	6	—	87	364	
5 g Paniermehl		—	—	3	13	54	
200 g = 3 BE Kartoffeln oder KH-Austauschtabelle S. 123		4	—	37	174	728	
Bunter Salatteller S. 24		—	—	6	50	209	
Summe:	3–4	45	27	46	673	2815	
oder *Hammelfleisch mit grünen Bohnen:*							
125 g Hammelfleisch (Keule) (roh: 150 g)							
10 g Öl							
200 g = 3 BE Kartoffeln, gekocht							
200 g grüne Bohnen oder Gemüse-Austauschtabelle Gruppe 2, S. 125	(4)				(645)	(2698)	
Abendessen: *Ochsenzunge, gepökelt*							
125 g Rinderzunge, gepökelt (roh: 170 g)		20	20	—	279	1166	
15 g Butter oder Margarine		—	12	—	117	489	
75 g = 3 BE Mischbrot		5	1	38	189	794	
Bunter Salatteller S. 24		—	—	6	50	209	
Summe:	3–4	25	33	44	635	2658	
oder *Gekochter Schinken, Käse:*							
100 g gekochter Schinken							
75 g = 3 BE Mischbrot							
15 g Butter, Bunter Salatteller							
100 g Hüttenkäse oder Speisequark 20% Fett	(3–4)				(696)	(2912)	
Gesamtsumme:	20	90	112	235	2517	10539	

5

	BE	Eiweiß g	Fett g	KH g	Nährwert kcal	Nährwert kJ	Änd. d. beh. Arztes
Gleichbleibende Mahlzeiten	12	20	52	145	1209	5066	
Mittagessen: *Rumpsteak*							
200 g Rindfleisch (Lende)		41	20	—	376	1573	
15 g Margarine		—	12	—	114	477	
200 g = 3 BE Kartoffeln, gekocht grüne Salate		4	—	37	174	728	
Summe:	3–4	45	32	37	664	2778	
oder *Gemüseeintopf:*							
200 g Rindfleisch (Kamm) (roh: 260 g) Blumenkohl, Sellerie, Karotten, Lauch							
200 g = 3 BE Kartoffeln, gekocht	(3–4)				(599)	(2506)	

2500 kcal/10460 kJ	BE	Eiweiß g	Fett g	KH g	Nährwert kcal	Nährwert kJ	Änd. d. beh. Arztes
5 (Fortsetzung)							
Abendessen: *Krabbencocktail, Käse*							
100 g Krabben (Garnelen)		19	1	—	96	402	
20 g Salatmayonnaise 50% Fett		—	10	—	102	427	
30 g Kaffeesahne, einige Mandarinenstücke		1	3	1	38	159	
75 g = 3 BE Toast		6	1	37	195	815	
10 g Butter oder Margarine		—	8	—	78	326	
30 g Edelpilzkäse (Gorgonzola u. a.)		6	9	—	112	467	
Summe:	3	32	32	38	621	2596	
oder *Heringssalat, rot:*							
150 g roter Heringssalat (Handelsware)							
75 g Brot, grüne Salate, Tomate	(3)				(576)	(2409)	
Gesamtsumme:	ca. 19	97	116	220	2494	10440	

6	BE	Eiweiß g	Fett g	KH g	Nährwert kcal	Nährwert kJ	Änd. d. beh. Arztes
Gleichbleibende Mahlzeiten	12	20	52	145	1209	5066	
Mittagessen: *Kasseler mit Erbsenpüree*							
150 g Kasseler		33	21	—	339	1419	
50 g = 3 BE Erbsen (Hülsenfrucht), püriert		11	8	36	222	928	
200 g Sauerkraut		3	1	8	52	218	
Summe:	3–4	47	30	44	613	2565	
oder *Rindfleischeintopf:*							
200 g Rindfleisch (Keule) (roh: 240 g)							
50 g = 3 BE Nudeln	(3–4)				(613)	(2564)	
Porree, Sellerie, Möhren							
Abendessen: *Würstchen mit Kartoffelsalat*							
150 g Wiener Würstchen		22	62	—	396	1657	
200 g = 3 BE Kartoffeln als Kartoffelsalat		4	—	37	174	728	
10 g Öl, Brühe (Instant), Zwiebel, Essig grüne Salate		—	10	—	93	389	
Summe:	3	26	72	37	663	2774	
oder *Heringsfilet in Tomatensauce:*							
150 g Heringsfilet (Dosenware)							
75 g = 3 BE Mischbrot							
10 g Butter oder Margarine							
Bunter Salatteller	(3–4)				(642)	(2686)	
Gesamtsumme:	ca. 19	93	154	226	2485	10405	

2500 kcal/10460 kJ	BE	Eiweiß g	Fett g	KH g	Nährwert kcal	Nährwert kJ	Änd. d. beh. Arztes
7							
Gleichbleibende Mahlzeiten	12	20	52	145	1209	5066	
Mittagessen: *Schweineschnitzel*							
200 g Schweineschnitzel		42	16	—	336	1406	
10 g Öl		—	10	—	93	389	
130 g = 2 BE Kartoffeln, gekocht oder KH-Austauschtabelle S. 123		3	—	24	113	473	
200 g Rosenkohl oder Gemüse-Austauschtabelle Gruppe 2, S. 125		9	1	14	104	435	
Summe:	3	54	27	38	646	2703	
oder *Fleischkäse:*							
125 g Fleischkäse (Leberkäse)							
10 g Öl							
200 g = 3 BE Kartoffeln, gekocht							
200 g Rotkraut oder Gemüse-Austauschtabelle Gruppe 2, S. 125	(3–4)				(659)	(2757)	
Abendessen: *Heringssalat (selbstzubereitet)*							
100 g Matjesfilet		16	23	—	285	1192	
130 g = 2 BE Kartoffeln, gekocht		3	—	24	113	473	
100 g rote Bete (Glas)		1	—	8	37	155	
Senfgurke (ungesüßt), Essig, Kapern, Zwiebel, Pfeffer							
2 Scheiben Knäckebrot = 1 BE		2	—	15	76	320	
10 g Butter oder Margarine		—	8	—	78	326	
Bunter Salatteller		—	—	6	50	209	
Summe:	3–4	22	31	53	639	2675	
oder *Heringssalat (Handelsware):*							
125 g Heringssalat (Nadler)							
75 g = 3 BE Mischbrot							
10 g Butter, Bunter Salatteller	(3–4)				(637)	(2665)	
Gesamtsumme:	20	96	110	236	2494	10444	

2500 kcal/10460 kJ	BE	Eiweiß g	Fett g	KH g	Nährwert kcal	Nährwert kJ	Änd. d. beh. Arztes
8							
Gleichbleibende Mahlzeiten	12	20	52	145	1209	5066	
Mittagessen: *Rindsroulade*							
200 g Rindfleisch (Keule) (roh: 240 g) Zwiebeln, Gurke, Tomate, Paprika		42	14	—	318	1331	
10 g Öl		—	10	—	93	389	
200 g = 3 BE Kartoffeln, gekocht oder KH-Austauschtabelle S. 123		4	—	37	174	728	
200 g Rotkohl oder Gemüse-Austauschtabelle Gruppe 2, S. 125		3	—	9	54	226	
Summe:	3–4	49	24	46	639	2674	
oder *Paprika, gefüllt:*							
2 Paprikaschoten							
250 g Rindfleisch (Kamm) (roh: 330 g) Zwiebel, Gurke, Tomate							
1 Ei, 5 g Öl							
200 g = 3 BE Kartoffeln, gekocht	(3)				(667)	(2790)	
Abendessen: *Fleischsalat*							
200 g Kalbfleisch (Bug) (roh: 260 g)		41	6	—	236	987	
50 g Apfel		—	—	6	26	109	
50 g Joghurt 3,5% Fett		2	2	2	35	146	
45 g Kaffeesahne 10% Fett oder 15 g Sahne 30% Fett		1	4	2	58	243	
75 g = 3 BE Mischbrot		5	1	38	189	794	
10 g Butter oder Margarine		—	8	—	78	326	
Bunter Salatteller		—	—	6	50	209	
Summe:	3–4	49	21	54	672	2814	
oder *Hering, mariniert:*							
150 g Hering, mariniert Dosenware							
75 g = 3 BE Mischbrot							
15 g Butter, Bunter Salatteller	(3–4)				(693)	(2899)	
Gesamtsumme:	20	118	97	245	2520	10554	

2500 kcal/10460 kJ

9

	BE	Eiweiß g	Fett g	KH g	Nährwert kcal	Nährwert kJ	Änd. d. beh. Arztes
Gleichbleibende Mahlzeiten	12	20	52	145	1209	5066	
Mittagessen: *Kalbshaxe*							
250 g Kalbfleisch (Haxe) (roh: 390 g)		52	4	—	267	1119	
15 g Öl		—	15	—	139	583	
200 g = 3 BE Kartoffeln, gekocht oder KH-Austauschtabelle S. 123		4	—	37	174	728	
200 g Rotkraut oder Gemüse-Austauschtabelle Gruppe 2, S. 125		3	—	9	54	226	
Summe:	3–4	59	19	46	634	2656	
oder *Kalbsbraten:*							
250 g Kalbsbraten (Bug) (roh: 330 g)							
15 g Öl							
130 g = 2 BE Kartoffeln, gekocht							
200 g Schwarzwurzeln oder Gemüse-Austauschtabelle Gruppe 3, S. 125	(4–5)				(695)	(2907)	
Abendessen: *Fleischspießchen*							
150 g Rindfleisch (Keule) (roh: 180 g)		31	11	—	238	997	
100 g Rinderleber als Fleischstücke am Spieß mit Zwiebeln, Tomate, Paprika		20	3	6	139	582	
10 g Öl		—	10	—	93	389	
45 g = 3 BE Reis		3	—	35	165	693	
Bunter Salatteller		—	—	6	50	209	
Summe:	3–4	54	24	47	685	2870	
oder *Rindfleischsalat:*							
200 g Rindfleisch (Kamm) (roh: 260 g) gekocht, geschnitten							
5 g Öl, Paprika, Zwiebel, Tomate, Essig							
30 g Joghurt 3,5% Fett							
75 g = 3 BE Mischbrot							
Bunter Salatteller S. 24	(3–4)				(594)	(2485)	
Gesamtsumme:	ca. 20	133	95	238	2528	10592	

2500 kcal/10460 kJ	BE	Eiweiß g	Fett g	KH g	Nährwert kcal	Nährwert kJ	Änd. d. beh. Arztes
10							
Gleichbleibende Mahlzeiten	12	20	52	145	1209	5066	
Mittagessen: *Rinderfilet*							
250 g Rinderfilet (Rindfleisch, Filet)		48	11	—	315	1317	
100 g = 1 BE Erbsen, grün		6	—	13	87	364	
100 g Karotten		1	—	7	35	146	
130 g = 2 BE Kartoffeln, gekocht		3	—	24	113	473	
15 g Butter oder Margarine		—	12	—	117	489	
Summe:	3–4	58	23	44	667	2789	
oder *Krautwickel:*							
200 g Rindfleisch (Kamm) (roh: 250 g) 5 g Paniermehl, 1 Ei 10 g Öl, einige Weißkrautblätter 200 g = 3 BE Kartoffeln, gekocht	(3–4)				(656)	(2745)	
Abendessen: *Geflügelsalat selbstzubereitet*							
200 g Hühnerfleisch, gekocht (roh: ca. 270 g)		41	11	—	288	1205	
60 g Kaffeesahne 10% Fett oder 20 g Sahne 30% Fett		2	6	2	63	264	
Apfel, Champignon oder frische Ananas							
75 g = 3 BE Mischbrot		5	1	38	189	794	
15 g Butter oder Margarine		—	12	—	117	489	
Summe:	3	48	30	40	657	2752	
oder *Geflügelsalat (Handelsware):*							
125 g Geflügelsalat (Nadler) 75 g = 3 BE Mischbrot 10 g Butter, Tomaten, Radieschen usw.	(3)				(643)	(2690)	
Gesamtsumme:	20	126	105	229	2533	10607	

2500 kcal/10460 kJ **11**	BE	Eiweiß g	Fett g	KH g	Nährwert kcal	Nährwert kJ	Änd. d. beh. Arztes
Gleichbleibende Mahlzeiten	12	20	52	145	1209	5066	
Mittagessen: *Deutsches Beefsteak*							
200 g Rindfleisch (Keule)		42	14	—	318	1331	
5 g Öl		—	5	—	46	192	
½ Ei, Zwiebel, Gurke, Paprika		3	3	—	43	180	
200 g = 3 BE Kartoffeln, gekocht oder KH-Austauschtabelle S. 123		4	—	37	174	728	
200 g Blumenkohl oder Gemüse-Austauschtabelle Gruppe 1, S. 124		5	1	8	56	234	
Summe:	3–4	54	23	45	637	2665	
oder *Schweinefilet:*							
200 g Schweinefilet							
10 g Öl							
200 g = 3 BE Kartoffeln, gekocht							
200 g Rotkohl oder Gemüse-Austauschtabelle Gruppe 2, S. 125	(3–4)				(674)	(2820)	
Abendessen: *Leberknödel*							
100 g Rinderleber		20	3	6	139	582	
100 g Rindfleisch (Keule) (roh: 120 g)		21	7	—	159	665	
1 Ei		7	6	—	87	364	
5 g Paniermehl		—	—	3	14	59	
200 g = 3 BE Kartoffeln oder 45 g Reis		4	—	37	174	728	
200 g Sauerkraut		3	1	8	52	218	
Summe:	3–4	55	17	54	625	2616	
oder *Käse mit Pellkartoffeln:*							
30 g Butterkäse 50% Fett i. Tr.							
30 g Doppelrahmfrischkäse 60% Fett i. Tr.							
30 g Briekäse 50% Fett i. Tr.							
200 g = 3 BE Pellkartoffeln							
10 g Butter, Bunter Salatteller S. 24	(3–4)				(621)	(2598)	
Gesamtsumme:	ca. 20	129	92	244	2471	10347	

2500 kcal/10460 kJ **12**	BE	Eiweiß g	Fett g	KH g	Nährwert kcal	Nährwert kJ	Änd. d. beh. Arztes
Gleichbleibende Mahlzeiten	12	20	52	145	1209	5066	
Mittagessen: *Truthahnschnitzel*							
200 g Truthahn (Keule) (roh: 250 g)		41	7	—	248	1038	
20 g Margarine		—	16	—	152	636	
200 g = 3 BE Kartoffeln, gekocht		4	—	37	174	728	
200 g Spargel oder Gemüse-Austauschtabelle Gruppe 1, S. 124		4	—	6	40	167	
Summe:	3–4	49	23	43	614	2569	
oder *Schweineherz, gedämpft:*							
200 g Schweineherz							
20 g Margarine							
5 g Mehl							
200 g = 3 BE Kartoffeln, gekocht							
200 g Spargel oder Gemüse-Austauschtabelle Gruppe 1, S. 124	(3–4)				(628)	(2627)	
Abendessen: *Rindertatar*							
150 g Schabefleisch (Tatar)		32	4	—	184	769	
1 Ei		7	6	—	87	364	
5 g Öl, Zwiebel, Kapern, Pfeffer		—	5	—	46	192	
75 g = 3 BE Mischbrot		5	1	38	189	794	
10 g Butter oder Margarine		—	8	—	78	326	
Bunter Salatteller		—	—	6	50	209	
Summe:	3–4	44	24	44	634	2654	
oder *Lachsschinken, Käse:*							
150 g Lachsschinken							
30 g Camembert 45% Fett i. Tr.							
75 g = 3 BE Mischbrot							
10 g Butter, Bunter Salatteller S. 24	(3–4)				(623)	(2606)	
Gesamtsumme:	ca. 19	113	99	232	2457	10289	

2500 kcal/10460 kJ **13**	BE	Eiweiß g	Fett g	KH g	Nährwert kcal	Nährwert kJ	Änd. d. beh. Arztes
Gleichbleibende Mahlzeiten	12	20	52	145	1209	5066	
Mittagessen: *Wiener Hackbraten*							
200 g Rindfleisch (Kamm) (roh: 270 g)		39	12	—	288	1205	
1 Ei		7	6	—	87	364	
5 g Paniermehl		—	—	2	10	42	
10 g Öl, Zwiebel, Pfeffer, Paprika		—	10	—	93	389	
200 g = 3 BE Kartoffeln, gekocht oder KH-Austauschtabelle S. 123		4	—	37	174	728	
200 g Rotkohl oder Gemüse-Austauschtabelle Gruppe 2, S. 125		3	—	9	54	226	
Summe:	3–4	53	28	48	706	2954	
oder *Schweinebraten:*							
250 g Schweinefleisch, mager							
10 g Öl							
200 g = 3 BE Kartoffeln, gekocht oder KH-Austauschtabelle S. 123							
200 g Rotkohl oder Gemüse-Austauschtabelle Gruppe 2, S. 125	(3–4)				(631)	(2640)	
Abendessen: *Kalbsleber*							
200 g Kalbsleber		38	8	8	278	1163	
15 g Butter oder Margarine		—	12	—	117	489	
50 g Apfelscheiben, Zwiebel		—	—	6	26	109	
45 g = 3 BE Reis oder KH-Austauschtabelle S. 123		3	—	35	166	693	
Bunter Salatteller		—	—	6	50	209	
Summe:	3–4	41	20	55	637	2663	
oder *Gemischter Aufschnitt:*							
30 g Leberwurst							
30 g Blutwurst							
30 g Bündner Fleisch							
30 g Camembert 45% Fett i. Tr.							
75 g = 3 BE Mischbrot, grüne Salate							
10 g Butter und Margarine	(3)				(698)	(2920)	
Gesamtsumme:	ca. 20	114	100	248	2552	10683	

2500 kcal/10460 kJ	BE	Eiweiß g	Fett g	KH g	Nähr-wert kcal	Nähr-wert kJ	Änd. d. beh. Arztes
14							
Gleichbleibende Mahlzeiten	12	20	52	145	1209	5066	
Mittagessen: *Kaninchen-(Stallhasen-) Braten*							
200 g Kaninchenfleisch (roh: 250 g)		42	15	—	334	1397	
15 g Margarine		—	12	—	114	477	
200 g = 3 BE Kartoffeln, gekocht		4	—	37	174	728	
200 g Rotkohl oder Gemüse-Austauschtabelle Gruppe 2, S. 125		3	—	9	54	226	
Summe:	3–4	49	27	46	676	2828	
oder *Schweinenieren, gedämpft:*							
200 g Schweineniere (roh: 230 g)							
20 g Margarine, 5 g Mehl (Soße)							
200 g = 3 BE Kartoffeln, gekocht oder KH-Austauschtabelle S. 123							
200 g Lauchgemüse oder Gemüse-Austauschtabelle Gruppe 2, S. 125	(3–5)				(670)	(2803)	
Abendessen: *Roastbeef, Käse*							
100 g Roastbeef		21	10	—	188	787	
3 g Öl		—	3	—	28	117	
75 g = 3 BE Mischbrot		5	1	38	189	794	
125 g kerniger Frischkäse (Aldi)		16	6	3	126	528	
10 g Butter, grüne Salate		—	8	—	78	326	
Summe:	3–4	42	28	41	609	2552	
oder *Hähnchen, gebraten:*							
½ Hähnchen, bratfertig (ca. 350 g)							
5 g Öl, grüne Salate, Tomate							
200 g = 3 BE Kartoffeln							
3 g Öl, Essig, Zwiebeln, Gewürzen	(3)				(603)	(2522)	
Gesamtsumme:	ca. 19	111	107	232	2494	10446	

2500 kcal/10460 kJ

15

	BE	Eiweiß g	Fett g	KH g	Nährwert kcal	Nährwert kJ	Änd. d. beh. Arztes
Gleichbleibende Mahlzeiten	12	20	52	145	1209	5066	
Mittagessen: *Hähnchenbrustfilet*							
200 g Hähnchenbrust		46	2	—	218	912	
15 g Margarine		—	12	—	114	477	
45 g = 3 BE Reis		3	—	35	166	693	
200 g Rosenkohl oder Gemüse-Austauschtabelle Gruppe 2, S. 125		9	1	14	104	435	
Summe:	3–4	58	15	49	602	2517	
oder *Kalbsfrikassee:*							
200 g Kalbfleisch (Keule) (roh: 250 g)							
20 g Sahne 30% Fett, Kalbsbrühe, Kapern, Zitrone, 1 Eigelb							
200 g Spargel oder Gemüse-Austauschtabelle Gruppe 1, S. 124							
45 g = 3 BE Reis	(3–4)				(550)	(2301)	
Abendessen: *Schweizer Wurstsalat*							
60 g Fleischwurst		8	16	—	189	792	
40 g Emmentaler Käse 45% Fett i. Tr.		11	12	1	164	686	
5 g Öl, Essig, Zwiebeln		—	5	—	46	192	
75 g = 3 BE Mischbrot		5	1	38	189	794	
10 g Butter oder Margarine, grüne Salate		—	8	—	78	326	
Summe:	3	24	42	39	666	2790	
oder *Kalbssülze:*							
100 g Kalbssülze							
60 g Camembert 45% Fett i. Tr.							
75 g = 3 BE Mischbrot							
15 g Butter oder Margarine Bunter Salatteller	(3–4)				(661)	(2765)	
Gesamtsumme:	ca. 19	102	109	233	2477	10373	

16

	BE	Eiweiß g	Fett g	KH g	Nährwert kcal	Nährwert kJ	Änd. d. beh. Arztes
Gleichbleibende Mahlzeiten	12	20	52	145	1209	5066	
Mittagessen: *Schweinegulasch*							
150 g Schweinefleisch (Keule) (roh: 160 g)		25	34	—	438	1833	
3 g Öl, Zwiebel, Knoblauchzehe, Tomatenmark, Pfeffer, Paprika, Wasser, Rotwein		—	3	—	28	117	
200 g = 3 BE Kartoffeln, gekocht		4	—	37	174	728	
Bunter Salatteller		—	—	6	50	209	
Summe:	3–4	29	37	43	690	2887	
oder *Rindfleisch, gekocht:*							
250 g Rindfleisch (Kamm) (roh: 330 g)							
200 g = 3 BE Kartoffeln, gekocht							
Rote Bete, Kresse, Tomate, Meerrettich	(3–4)				(574)	(2401)	

2500 kcal/10460 kJ	BE	Eiweiß g	Fett g	KH g	Nährwert kcal	Nährwert kJ	Änd. d. beh. Arztes
16 (Fortsetzung)							
Abendessen: *Münchner Weißwurst*							
150 g Münchner Weißwurst		17	32	—	382	1600	
200 g = 3 BE Kartoffeln als Salat		4	—	37	174	728	
5 g Öl, Gurken, Zwiebel, Essig, Brühe		—	5	—	46	192	
Bunter Salatteller		—	—	6	50	209	
Summe:	3–4	21	37	43	652	2729	
oder *Miesmuscheln:*							
150 g Miesmuscheln (roh: 800 g) 5 g Mehl, 20 g Butter, 10 g Sahne (Soße) 75 g = 3 BE Mischbrot 40 g Schmelzkäse 45% Fett i. Tr.	(3–5)				(577)	(2414)	
Gesamtsumme:	ca. 19	70	126	231	2551	10682	

17

	BE	Eiweiß g	Fett g	KH g	Nährwert kcal	Nährwert kJ	Änd. d. beh. Arztes
Gleichbleibende Mahlzeiten	12	20	52	145	1209	5066	
Mittagessen: *Rinderzunge mit Spargel*							
150 g Rinderzunge, gekocht		24	24	—	334	1399	
200 g = 3 BE Kartoffeln, gekocht oder KH-Austauschtabelle S. 123		4	—	37	174	728	
200 g Spargel (Dosenware), geschnitten		4	1	5	38	159	
5 g Sahne 30% Fett (Soße)		—	2	—	16	67	
10 g Butter, Spargelbrühe (Soße)		—	8	—	78	326	
3 g Mehl (Soße)		—	—	2	11	46	
Summe:	3–4	32	35	44	651	2725	
oder *Hammelfleischeintopf:*							
150 g Hammelfleisch (Keule) (roh: 240 g) 200 g = 3 BE Kartoffeln 200 g Schnittbohnen oder Gemüse-Austauschtabelle Gruppe 2, S. 125	(3–4)				(615)	(2573)	
Abendessen: *Rührei, Käse*							
2 Eier als Rühreier		13	12	1	116	485	
10 g Butter oder Margarine		—	8	—	78	326	
75 g = 3 BE Mischbrot		5	1	38	189	794	
30 g Briekäse 50% Fett i. Tr.		7	8	1	110	460	
10 g Butter oder Margarine		—	8	—	78	326	
Bunter Salatteller		—	—	6	50	209	
Summe:	3–4	25	37	46	621	2600	
oder *Ölsardinen, Wurst:*							
50 g Ölsardinen, abgetropft 75 g = 3 BE Mischbrot 50 g Leberwurst, Bunter Salatteller	(3–4)				(581)	(2430)	
Gesamtsumme:	ca. 20	77	124	235	2481	10391	

2500 kcal/10460 kJ	BE	Eiweiß g	Fett g	KH g	Nährwert kcal	Nährwert kJ	Änd. d. beh. Arztes
18							
Gleichbleibende Mahlzeiten	12	20	52	145	1209	5066	
Mittagessen: *Hühnerfrikassee*							
250 g Hühnerfleisch (roh: 270 g)		41	14	—	360	1505	
Hühnerbrühe, 20 g Sahne 30% Fett		—	6	1	63	264	
45 g Reis = 3 BE		3	—	35	165	693	
200 g Spargel oder Gemüse-Austauschtabelle Gruppe 1, S. 124		4	—	6	40	167	
Summe:	3–4	48	20	42	628	2629	
oder *Rehragout:*							
200 g Rehfleisch (ohne Knochen)							
20 g Margarine							
20 g Sahne 30% Fett							
200 g Rotkohl oder Gemüse-Austauschtabelle Gruppe 2, S. 125							
200 g = 3 BE Kartoffeln, gekocht oder KH-Austauschtabelle S. 123	(3–4)				(656)	(2745)	
Abendessen: *Forelle blau*							
200 g Forelle (roh: 390 g)		39	5	—	224	937	
20 g Butter oder Margarine		—	17	—	155	649	
200 g = 3 BE Kartoffeln, gekocht		4	—	37	174	728	
Bunter Salatteller		—	—	6	50	209	
Summe:	3–4	43	22	43	603	2523	
oder *Käsesalat:*							
50 g Emmentaler Käse 45% Fett i. Tr.							
10 g Mayonnaise 50% Fett							
Joghurt, Pfeffer, Kerbel, Essig, geraspelte Salatgurke, grüner Paprika							
75 g = 3 BE Brot							
10 g Butter, Bunter Salatteller S. 24	(3–4)				(573)	(2397)	
Gesamtsumme:	ca. 19	111	94	230	2440	10218	

2500 kcal/10460 kJ	BE	Eiweiß g	Fett g	KH g	Nährwert kcal	Nährwert kJ	Änd. d. beh. Arztes
19							
Gleichbleibende Mahlzeiten	12	20	52	145	1209	5066	
Mittagessen: *Rehschnitzel*							
200 g Reh (Keule) (roh: 250 g)		43	2	—	212	888	
20 g Butter oder Margarine		—	17	—	155	649	
45 g = 3 BE Reis oder KH-Austauschtabelle S. 123		3	—	165	15	693	
200 g Rotkohl oder Gemüse-Austauschtabelle Gruppe 2, S. 125		3	—	9	54	226	
Summe:	3–4	49	19	44	586	2456	
oder *Wildschweinbraten:*							
200 g Wildschweinkeule							
20 g Butter oder Margarine							
200 g = 3 BE Kartoffeln, gekocht oder KH-Austauschtabelle S. 123							
200 g Rotkraut oder Gemüse-Austauschtabelle Gruppe 2, S. 125	(3–4)				(609)	(2548)	
Abendessen: *Forellenfilet, geräuchert*							
100 g Forellenfilet		22	4	—	130	543	
75 g = 3 BE Toast		5	1	38	189	794	
40 g Emmentaler Käse 45% Fett i. Tr.		11	12	1	164	686	
15 g Butter oder Margarine		—	12	—	117	489	
Bunter Salatteller		—	—	6	50	209	
Summe:	3–4	38	29	45	650	2721	
oder *Aal, geräuchert:*							
50 g Aal, geräuchert							
75 g = 3 BE Mischbrot							
150 g kerniger Frischkäse (Aldi)							
Bunter Salatteller	(3–4)				(565)	(2363)	
Gesamtsumme:	ca. 19	107	100	234	2445	10243	

2500 kcal/10460 kJ	BE	Eiweiß g	Fett g	KH g	Nährwert kcal	Nährwert kJ	Änd. d. beh. Arztes
20							
Gleichbleibende Mahlzeiten	12	20	52	145	1209	5066	
Mittagessen: *Rotbarsch, gebraten*							
200 g Rotbarsch (roh: 420 g)		36	7	—	228	954	
20 g Margarine		—	16	—	152	636	
200 g = 3 BE Kartoffeln als Salat mit		4	—	37	174	728	
5 g Öl, Essig, Zwiebel usw.		—	5	—	46	192	
Bunter Salatteller		—	—	6	50	209	
Summe:	3–4	40	28	43	650	2719	
oder *Karpfen blau:*							
200 g Karpfen (roh: 390 g!)							
200 g = 3 BE Kartoffeln, gekocht							
20 g Butter oder Margarine							
Bunter Salatteller	(3–4)				(629)	(2631)	
Abendessen: *Fischsalat*							
200 g Rotbarsch, gekocht (roh: 420 g!)		36	7	—	228	954	
5 g Öl, Essig, Zwiebel, Pfeffer		—	5	—	46	192	
75 g = 3 BE Mischbrot		5	1	38	189	794	
15 g Butter oder Margarine		—	12	—	117	489	
Bunter Salatteller		—	—	6	50	209	
Summe:	3–4	41	25	44	630	2638	
oder *Zander, gebraten:*							
200 g Zander (roh: 300 g)							
20 g Butter oder Margarine							
200 g = 3 BE Kartoffeln, gekocht							
Bunter Salatteller	(3–4)				(560)	(2343)	
Gesamtsumme:	ca. 19	101	105	232	2489	10423	

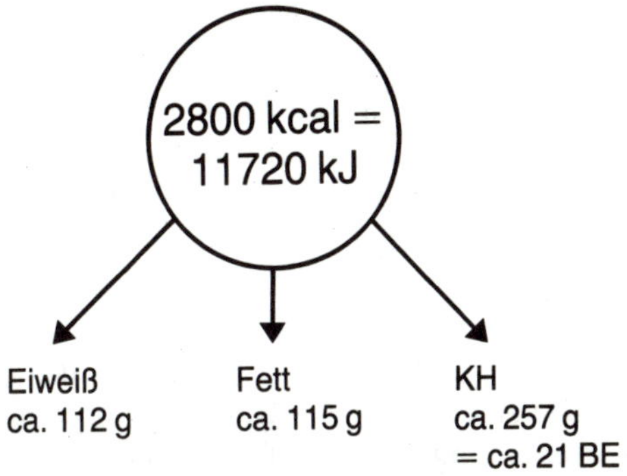

Gleichbleibende Mahlzeiten (Standard)
für 2800 kcal = 11720 kJ

Nährwerteinheit: 1 kcal = 4,1 kJ
1 BE = 1 Broteinheit = 12 g KH

Mahlzeiten	BE	Eiweiß g	Fett g	KH g	Nähr-wert kcal	Nähr-wert kJ	Änd. d. beh. Arztes
1. Frühstück							
Kaffee oder Tee							
100 g = 4 BE Mischbrot		6	1	51	253	1059	
25 g Butter *oder* Wurst-Käse-Austauschtabelle 1d, S. 127, 129		—	21	—	195	815	
25 g Diabetiker-Konfitüre		—	—	12	60	251	
1 Ei		7	6	—	87	364	
2. Frühstück							
75 g = 3 BE Mischbrot		5	1	38	189	794	
20 g Butter *oder* Wurst-Käse-Austauschtabelle 1c, S. 126, 129		—	17	—	155	649	
10 g Diabetiker-Konfitüre		—	—	5	24	100	
Nachmittag							
50 g = 2 BE Mischbrot		3	—	26	126	529	
15 g Butter *oder* Wurst-Käse-Austauschtabelle 1b, S. 126, 128		—	12	—	117	489	
100 g Apfel *oder* nach Obst-Austauschtabelle S. 124		—	—	13	55	230	
Spätmahlzeit							
25 g = 1 BE Mischbrot		2	—	13	63	264	
10 g Butter oder Margarine		—	8	—	78	326	
100 g Apfel oder Obst-Austauschtabelle S. 124		—	—	13	55	230	
oder 25 g = 1 BE Mischbrot		(2)	(—)	(13)	(63)	(264)	
50 g Quark 20% Fett i. Tr.		(6)	(1)	(3)	(62)	(259)	
50 g Dünstobst mit Süßstoff		(—)	(—)	(13)	(55)	(230)	
Gesamtsumme:	14	23	66	171	1457	6100	

Mittag- und Abendessen wie Speiseplan Nr. 1–20 bei 2500 kcal/10460 kJ S. 104

Schontage

Schontage sind nach Erkennung des Diabetes besonders geeignet als eingeschaltete Diät zur Besserung der Zuckerkrankheit und auf Anordnung des Arztes bei Stoffwechselverschlechterungen usw. Der Zuckerkranke darf diese Schontage von sich aus nur einlegen, wenn seine Zuckerkrankheit allein mit Diät oder mit Tabletten behandelt wird. Bei insulineingestellten Diabetikern bleibt die Verordnung der Schontage dem Arzt vorbehalten.
Am besten haben sich Hafer-Apfelkompott-Tage bewährt. Die sonst üblichen Gemüse- oder Obsttage sind wegen Auftretens von Blähungen und anderen Unverträglichkeitserscheinungen nicht zu empfehlen.

Hafer-Apfelkompott-Tage

Man nimmt 110–150 g Haferflocken, kocht sie nur mit Wasser oder halb Wasser, halb Milch, ohne Salz, und verteilt diese Menge auf 6 Mahlzeiten über den Tag. Mittags und abends wird zu dem Haferbrei Apfelkompott gereicht. Man nimmt ca. 300 g Apfel zur Zubereitung des Apfelkompotts, süßt mit Süßstoff und teilt das Kompott auf das Mittag- und Abendessen auf. Man kann auch 2 Hafermahlzeiten mit entfetteter Bouillon zubereiten, was besonders schmackhaft ist, aber den Appetit anregt.

	Eiweiß g	Fett g	KH g	Nährwert kcal	kJ
110 g = 6 BE Haferflocken	15	8	73	445	1864
300 g = 3 BE Apfel	1	1	38	165	690
Gesamtsumme:	16	9	111	610	2554
150 g = 8 BE Haferflocken	20	11	100	608	2544
300 g = 3 BE Apfel	1	1	38	165	690
Gesamtsumme:	21	12	138	773	3234

Safttage

Bei übergewichtigen, nicht insulinpflichtigen Diabetikern kann man statt des Hafer-Apfelkompott-Tages einen Safttag einschalten. Man gibt 800 bis 1000 g Apfelsaft über den Tag verteilt. Mehrere Safttage hintereinander sollten nur unter ärztlicher Aufsicht erfolgen. Die verwendeten Obstsäfte sollten ungesüßt (auch nicht mit Sorbit, Laevoral usw.) naturrein sein und können mit kohlensäurefreiem Mineralwasser verdünnt werden.

	Eiweiß g	Fett g	KH g	Nährwert kcal	kJ
800 g Apfelsaft	—	—	93	368	1540
1000 g Apfelsaft	—	—	116	460	1925

Kohlenhydrat-Austauschtabelle

Kartoffelaustausch (genau abwiegen!)

Kartoffelpüree	KH g	kcal	kJ
100 g Kartoffeltrockenpüree	78,6	367	1536
65 g = 1 BE Kartoffeln gekocht	12	56	236
entsprechen			
15 g Kartoffeltrockenpüree	12	55	230
130 g = 2 BE Kartoffeln gekocht	24	113	473
entsprechen			
30 g Kartoffeltrockenpüree	24	110	460
200 g (genau 195 g) = 3 BE Kartoffeln gekocht	37	174	728
entsprechen			
45 g Kartoffeltrockenpüree	36	165	691
260 g = 4 BE Kartoffeln gekocht	48	226	946
entsprechen			
60 g Kartoffeltrockenpüree	47	220	921

Kartoffelknödel
und **Kartoffelpuffer** haben dieselben Austauschwerte, roh und gekocht.
15 g Kartoffelknödel- oder Puffermehl entsprechen 1 BE = 65 g Kartoffeln
30 g Kartoffelknödel- oder Puffermehl entsprechen 2 BE = 130 g Kartoffeln
45 g Kartoffelknödel- oder Puffermehl entsprechen 3 BE = 200 g Kartoffeln
60 g Kartoffelknödel- oder Puffermehl entsprechen 4 BE = 260 g Kartoffeln

Reis- und Teigwarenaustausch

15 g Reis = 1 BE	15 g Nudeln, Spaghetti = 1 BE
30 g Reis = 2 BE	30 g Nudeln, Spaghetti = 2 BE
45 g Reis = 3 BE	45 g Nudeln, Spaghetti = 3 BE
60 g Reis = 4 BE	60 g Nudeln, Spaghetti = 4 BE

Obst-Austauschtabelle

ca. 12 g KH = 1 BE enthalten

100 g Ananas
100 g Apfel
100 g Apfelsine
100 g Aprikosen
50 g Bananen!
100 g Birne
140 g Brombeere
100 g Clementine
160 g Erdbeeren
120 g Grapefruit
90 g Heidelbeeren
150 g Himbeeren
120 g Johannisbeere, rot
100 g Johannisbeere, schwarz
100 g Kirschen, sauer
80 g Kirschen, süß
130 g Kiwi
100 g Mandarine
80 g Mirabellen
100 g Pfirsich, ohne Stein
80 g Pflaumen, ohne Stein
80 g Quitte
70 g Reineclauden, ohne Steine
130 g Stachelbeeren
250 g Wassermelone, ohne Kerne
150 g Zucker-(Honig-)Melone
50 g Zwetschgen, ohne Stein

Die Avocado-Frucht hat 24% Fett und 3,4% KH, ist also sehr fett und kalorienreich.

Diese Früchte können in dieser Menge untereinander ausgetauscht werden und haben einen Nährwert von ca. 60 kcal.
Viele weitere Werte und auch exotische Früchte sind in den KH- und Fett-Austauschtabellen (Thieme, Stuttgart 1982) enthalten.

Gemüse-Austauschtabelle

Für Übergewichtige ist in den Speiseplänen angegeben, mit welcher Gemüsegruppe ausgetauscht werden darf (entnommen der Kohlenhydrat- und Fett-Austauschtabelle für Diabetiker der Deutschen Diabetes-Gesellschaft, Thieme, Stuttgart 1982).

Gruppe 1 bis 5 g KH/100 g Gemüse (ohne Anrechnung auf die Kohlenhydratverordnung erlaubt)

Bleichsellerie	Eisbergsalat	Pfifferlinge	Spinat
Blumenkohl	Endivien	Radiccio	Tomaten
Brokkoli	Feldsalat	Radieschen	Weißkohl
Butterpilze	Gurken	Rettich	Wirsing
Champignon	Kohlrabi	Rhabarber	
Chicorée	Kopfsalat	Sauerkraut	
Chinakohl	Mangold	Spargel	

Gruppe 2: *bis* 8 g KH/100 g Gemüse ohne Anrechnung auf die KH bis 200 g am Tag erlaubt

Aubergine	Grünkohl	Morcheln	Sellerieknollen
Bambussprossen	Karotten	Paprikaschoten	Steinpilze
Bohnen, grün	Kohlrüben	Rosenkohl	Zucchini
Schnittbohnen	Kürbis	rote Bete	
Gemüsezwiebel	Lauch	Rotkohl	

Gruppe 3 *ab* 8 g KH/100 g Gemüse (nur *100 g* ohne Anrechnung auf die verordneten, täglichen KH erlaubt).

Artischocken	Maiskolben	Speisemais	Zwiebel, frisch
Erbsen, grün	Meerrettich	Weiße Rüben	
Fenchel	Schwarzwurzeln		

Gruppe 4 nur mit voller Anrechnung erlaubt:
Hülsenfrüchte: Erbsen, Bohnen, Linsen
60 g KH in 100 g
1 BE = 12 g KH = 20 g Hülsenfrüchte

Wurst-Austauschtabelle

1a Austausch für 10 g Butter:	Eiweiß g	Fett g	Nährwert kcal	Nährwert kJ
10 g Butter oder Margarine	–	8	78	326
30 g Bierschinken	5	6	75	314
15 g Cervelatwurst	3	6	72	304
20 g Rotwurst	3	8	85	356
35 g Corned beef, deutsch	8	4	75	315
40 g Dosenschinken	8	4	76	318
35 g Dosenwürstchen	5	7	85	356
30 g Fleischkäse	4	7	81	340
25 g Fleischwurst	3	3	79	330
30 g Frankfurter Würstchen	4	6	77	322
20 g Gelbwurst	2	7	73	305
60 g Kalbszunge	10	4	83	346
15 g Leberwurst	2	6	67	280
20 g Lyoner	6	6	66	276
15 g Mettwurst, Braunschweiger	2	7	72	303
20 g Mortadella	2	7	73	305
30 g Münchner Weißwurst	3	6	76	318
40 g Rinderzunge	6	6	89	372
15 g Rohwurst (versch. Sorten)	3	7	82	343

	Eiweiß g	Fett g	Nährwert kcal	kJ
15 g Salami, deutsch	3	7	82	343
40 g Schweineschinken, gekocht	9	5	86	362
20 g Schweineschinken, roh, geräuchert	4	7	79	331
35 g Schweinszunge	3	6	84	351
30 g Weißwurst	3	7	76	320
30 g Wiener Würstchen	4	6	79	331

1b Austausch für 15 g Butter:

15 g Butter oder Margarine	–	12	116	485
45 g Bierschinken	7	9	112	469
20 g Cervelatwurst	4	9	121	507
30 g Rotwurst (Blutwurst)	4	12	127	531
50 g Corned beef, deutsch	11	6	107	450
60 g Dosenschinken	4	6	114	477
50 g Dosenwürstchen	6	10	119	498
40 g Fleischkäse	5	9	108	452
35 g Fleischwurst	5	9	110	460
45 g Frankfurter Würstchen	6	9	115	481
30 g Gelbwurst	3	10	109	456
85 g Kalbszunge	14	5	117	495
35 g Leberwurst	3	10	112	469
35 g Lyoner	4	10	115	481
20 g Mettwurst, Braunschweiger	2	9	96	404
30 g Mortadella	4	10	110	460
45 g Münchner Weißwurst	5	10	113	473
55 g Rinderzunge	9	9	123	515
30 g Rohwurst (verschiedene Sorten)	4	9	110	460
20 g Salami, deutsch	4	10	110	460
50 g Schweineschinken, gekocht	8	8	108	452
30 g Schweineschinken, roh, geräuchert	5	10	118	494
50 g Schweinezunge	7	9	120	502
40 g Weißwurst	4	9	102	426
45 g Wiener Würstchen	7	9	119	498

1c Austausch für 20 g Butter:

20 g Butter oder Margarine	–	17	155	649
60 g Bierschinken	9	12	150	628
30 g Cervelatwurst	5	13	145	608
35 g Rotwurst (Blutwurst)	5	13	149	623
70 g Corned beef, deutsch	16	8	150	630
80 g Dosenschinken	16	9	153	640
65 g Dosenwürstchen	8	13	155	649

	Eiweiß g	Fett g	Nährwert kcal	kJ
60 g Fleischkäse	7	14	163	682
45 g Fleischwurst	6	12	142	594
60 g Frankfurter Würstchen	8	12	154	644
45 g Gelbwurst	5	15	164	686
120 g Kalbszunge	20	7	161	674
35 g Leberwurst	4	14	157	657
45 g Lyoner	6	13	148	619
30 g Mettwurst, Braunschweiger	4	13	145	606
45 g Mortadella	6	15	165	690
60 g Münchner Weißwurst	7	13	153	640
70 g Rinderzunge	11	11	156	653
30 g Rohwurst (versch. Sorten)	7	14	164	686
30 g Salami, deutsch	5	15	165	690
70 g Schweineschinken, gekocht	15	11	151	633
40 g Schweineschinken, roh, geräuchert	7	13	158	661
65 g Schweinezunge	10	12	156	653
60 g Weißwurst	7	13	153	640
60 g Wiener Würstchen	9	12	158	661

1d Austausch für 25 g Butter:

	Eiweiß g	Fett g	kcal	kJ
25 g Butter oder Margarine	–	21	194	812
80 g Bierschinken	12	15	200	837
40 g Cervelatwurst	7	17	194	811
45 g Rotwurst (Blutwurst)	6	17	191	799
90 g Corned beef, deutsch	21	11	193	810
100 g Dosenschinken	20	11	191	799
80 g Dosenwürstchen	10	16	190	795
70 g Fleischkäse	9	16	190	795
60 g Fleischwurst	8	16	189	791
75 g Frankfurter Würstchen	10	16	192	803
50 g Gelbwurst	6	16	182	761
140 g Kalbszunge	24	9	188	787
40 g Leberwurst	5	16	180	753
60 g Lyoner	8	17	197	824
35 g Mettwurst, Braunschweiger	4	16	169	707
50 g Mortadella	6	16	183	766
75 g Münchner Weißwurst	8	16	191	799
85 g Rinderzunge	14	13	189	791
35 g Rohwurst (versch. Sorten)	8	17	192	803
35 g Salami, deutsch	6	17	192	803
90 g Schweineschinken, gekocht	19	12	194	814
50 g Schweineschinken, roh, geräuchert	9	17	197	824

	Eiweiß g	Fett g	Nährwert kcal	kJ
80 g Schweinszunge	12	15	192	803
70 g Weißwurst	8	15	178	746
70 g Wiener Würstchen	10	15	185	774

Käse-Austauschtabelle

1a Austausch für 10 g Butter:

	Eiweiß g	Fett g	kcal	kJ
10 g Butter	–	8	78	326
20 g Briekäse 50% Fett i. Tr.	4	6	74	310
20 g Butterkäse 50% Fett i. Tr.	4	5	72	301
25 g Camembert 45% Fett i. Tr.	5	5	75	313
20 g Chesterkäse 50% Fett i. Tr.	5	6	83	347
20 g Doppelrahmfrischkäsc 60% Fett i. Tr.	2	6	71	297
30 g Edamer Käse 30% Fett i. Tr.	8	5	84	351
20 g Edamer Käse 40% Fett i. Tr.	5	5	68	285
20 g Edelpilzkäse 50% Fett i. Tr.	4	6	74	311
20 g Emmentaler Käse 45% Fett i. Tr.	6	6	82	343
20 g Gouda-Käse 45% Fett i. Tr.	5	6	80	335
70 g Frischkäse »Bayernland« 20% Fett i. Tr.	9	3	71	295
60 g Hüttenkäse 20% Fett i. Tr.	9	3	74	310
60 g Joccakäse 20% Fett i. Tr.	9	3	74	310
40 g Limburger Käse 20% Fett i. Tr.	11	3	82	343
20 g Roquefort ca. 60% Fett i. Tr.	4	6	75	316
50 g Harzer Käse	15	–	70	293
20 g Tilsiterkäse 45% Fett i. Tr.	5	5	74	311

1b Austausch für 15 g Butter:

	Eiweiß g	Fett g	kcal	kJ
15 g Butter	–	12	115	485
30 g Briekäse 50% Fett i. Tr.	7	8	110	460
30 g Butterkäse 50% Fett i. Tr.	6	9	108	452
40 g Camembert 45% Fett i. Tr.	8	9	120	502
30 g Chesterkäse 50% Fett i. Tr.	8	10	125	523
35 g Doppelrahmfrischkäse 60% Fett i. Tr.	4	11	122	512
40 g Edamer Käse 30% Fett i. Tr.	11	6	112	469
35 g Edamer Käse 40% Fett i. Tr.	9	8	119	497
30 g Edelpilzkäse 50% Fett i. Tr.	6	9	112	467
30 g Emmentaler Käse 45% Fett i. Tr.	7	9	123	515
30 g Gouda-Käse 45% Fett i. Tr.	7	9	120	502

	Eiweiß g	Fett g	Nährwert kcal	kJ
110 g Frischkäse »Bayernland« 20% Fett i. Tr.	14	5	111	464
90 g Hüttenkäse 20% Fett i. Tr.	14	4	112	469
90 g Joccakäse 20% Fett i. Tr.	14	4	112	469
55 g Limburger Käse 20% Fett i. Tr.	14	5	110	460
30 g Roquefort ca. 60% Fett i. Tr.	6	9	113	474
80 g Harzerkäse	24	1	113	473
30 g Tilsiterkäse 45% Fett i. Tr.	8	8	112	467

1c Austausch für 20 g Butter:

	Eiweiß g	Fett g	Nährwert kcal	kJ
20 g Butter	–	17	155	649
40 g Briekäse 50% Fett i. Tr.	9	11	174	615
40 g Butterkäse 50% Fett i. Tr.	8	11	144	602
50 g Camembert 45% Fett i. Tr.	10	11	150	628
35 g Chesterkäse 50% Fett i. Tr.	9	11	147	615
45 g Doppelrahmfrischkäse 60% Fett i. Tr.	5	14	157	658
55 g Edamer Käse 30% Fett i. Tr.	14	9	154	644
45 g Edamer Käse 40% Fett i. Tr.	12	10	153	640
40 g Edelpilzkäse 50% Fett i. Tr.	8	11	149	622
35 g Emmentaler Käse 45% Fett i. Tr.	8	10	143	600
40 g Gouda-Käse 45% Fett i. Tr.	10	12	160	669
150 g Frischkäse »Bayernland« 20% Fett i. Tr.	19	7	151	633
125 g Hüttenkäse 20% Fett i. Tr.	19	6	155	649
125 g Joccakäse 20% Fett i. Tr.	19	6	155	649
70 g Limburger Käse 20% Fett i. Tr.	18	6	143	598
40 g Roquefort ca. 60% Fett i. Tr.	9	12	151	632
100 g Harzer Käse	30	1	141	590

1d Austausch für 25 g Butter:

	Eiweiß g	Fett g	Nährwert kcal	kJ
25 g Butter	–	21	195	815
55 g Briekäse 50% Fett i. Tr.	13	15	203	851
55 g Butterkäse 50% Fett i. Tr.	12	16	198	828
65 g Camembert 45% Fett i. Tr.	14	14	195	815
45 g Chesterkäse 50% Fett i. Tr.	11	14	189	790
55 g Doppelrahmfrischkäse 60% Fett i. Tr.	6	18	192	805
70 g Edamer Käse 30% Fett i. Tr.	18	11	196	820
60 g Edamer Käse 40% Fett i. Tr.	16	14	205	858
55 g Edelpilzkäse 50% Fett i. Tr.	12	16	203	851
50 g Emmentaler Käse 45% Fett i. Tr.	14	15	205	858

	Eiweiß g	Fett g	Nährwert kcal	kJ
50 g Gouda-Käse 45% Fett i. Tr.	12	14	200	837
190 g Frischkäse »Bayernland« 20% Fett i. Tr.	24	9	192	802
170 g Hüttenkäse 20% Fett i. Tr.	25	8	204	853
170 g Joccakäse 20% Fett i. Tr.	25	8	204	853
100 g Limburger Käse 20% Fett i. Tr.	26	9	204	853
55 g Roquefort ca. 60% Fett i. Tr.	12	17	207	869
50 g Schmelzkäse	8	14	200	837

Datum	Gewicht	HbA_1	Blutzucker mg% 8^{00}	Blutzucker mg% 11^{00}	Blutzucker mg% 14^{00}	Blutzucker mg% 17^{00}	Sammel-urin % Zucker	Azeton	Insulin	Tabletten	Chole-sterin	Trigly-zeride	Krea-tinin	Kalo-rien	Joule

Anschrift	Name	Vorname
	Straße	Wohnort

Verordnung

Name	Vorname	Beruf
geb.	Alter	Größe
Istgewicht:	Sollgewicht:	Übergewicht:

Soll-Joule-Kalorien: erlaubte Joule-Kalorien:
Speisepläne S. . . . .

Tabletten:	Welche?:		
Morgens	Uhr	½ / 1 Tablette	vor / nach d. Frühstück
Abends	Uhr	½ / 1 Tablette	vor / nach d. Essen

Insulin:		
Morgens	E	Min. vor / nach d. Frühstück
Mittags	E	Min. vor / nach d. Mittagessen
Abends	E	Min vor / nach d. Abendessen

Anschrift des Hausarztes

Name	Vorname
Straße	Wohnort
Telefon (Vorwahl)	

Literatur

Berger, B., P. Berchtold: Dtsch. med. Wschr. 103 (1978) 1495
Berger, M., FA. A. Gries, A. Hasselblatt, K. D. Hepp, H. Otto: Ärzteblatt Baden-Württemberg 10 (1983) 411
Flückiger, R., W. Berger: Diabetologie-Informationen 2 (1982) 2
Jörgens, V., M. Berger: Mein Buch über den Diabetes. Kirchheim-Verlag, Mainz 1983
Köbberling, J.: Genetic heterogeneities within idiopathic diabetes. In Creutzfeldt, W., J. Köbberling, V. Neel: The Genetics of Diabetes mellitus. Springer, New York 1976
Liebermeister, H.: in Oberdisse, K.: Diabetes mellitus. Handbuch d. inn. Med., 5. Aufl. Springer, Berlin 1977 (S. 759)
Liebermeister, H.: Medical Tribune 34 a (1983) 20
Look, D.: Ärztliche Praxis 89 (1983) 2217
Mehnert, H., K. Schöffling: Diabetologie in Klinik und Praxis. Thieme, Stuttgart 1984
Petrides, P., L. Weiss, G. Löffler, O. H. Wieland: Diabetes mellitus, 4. Aufl., Urban & Schwarzenberg, München-Wien 1981 (S. 86)
Robbers, H., H. Sauer, B. Willms: Praktische Diabetologie, 2. Aufl., Werk-Verlag Dr. E. Banaschewski, München-Gräfelfing 1981
Schettler, G.: Der Mensch ist so jung wie seine Gefäße. Piper, München-Zürich 1982
Souci, S. W., H. Bosch: Lebensmittel-Tabellen für die Nährwertberechnung, 3. Aufl., Wissenschaftliche Verlagsgesellschaft, Stuttgart 1982
Souci, S. W., W. Fachmann, H. Kraut: Die Zusammensetzung der Lebensmittel, Nährwert-Tabellen 1981/82, Wissenschaftliche Verlagsgesellschaft, Stuttgart 1981
Toeller, M., W. Schuhmacher, A. Ch. Groote: Kochen für Diabetiker. Falken-Verlag, 1983